Nikhitha Shetty

Microcirurgia endodôntica

Nikhitha Shetty

Microcirurgia endodôntica

ScienciaScripts

Imprint

Any brand names and product names mentioned in this book are subject to trademark, brand or patent protection and are trademarks or registered trademarks of their respective holders. The use of brand names, product names, common names, trade names, product descriptions etc. even without a particular marking in this work is in no way to be construed to mean that such names may be regarded as unrestricted in respect of trademark and brand protection legislation and could thus be used by anyone.

Cover image: www.ingimage.com

This book is a translation from the original published under ISBN 978-620-8-16995-4.

Publisher:
Sciencia Scripts
is a trademark of
Dodo Books Indian Ocean Ltd. and OmniScriptum S.R.L publishing group

120 High Road, East Finchley, London, N2 9ED, United Kingdom
Str. Armeneasca 28/1, office 1, Chisinau MD-2012, Republic of Moldova, Europe
Printed at: see last page
ISBN: 978-620-8-23970-1

Conteúdo

INTRODUÇÃO 5

MICROSCÓPIO OPERATÓRIO DENTÁRIO 7

   Vantagens do Microscópio Operatório 9

   Formas de montagem do microscópio 10

   Principais caraterísticas dos microscópios operatórios 11

   Personalizar um Microscópio 12

   Fonte de luz 13

   Documentação 14

   Ajuste individual do microscópio (Parfocalização) 15

INSTRUMENTOS MICROCIRÚRGICOS 17

   Unidades de ultra-sons e dicas para a preparação da extremidade da raiz: 21

   Instrumentos Microplugger: 23

   Instrumentos de sutura: 24

   Instrumentos diversos: 24

Osteonecrose dos maxilares relacionada com medicamentos e microcirurgia endodôntica 25

Indicações e contra-indicações 27

   O sucesso cirúrgico depende da capacidade de realizar protocolos ideais 27

   Avaliação da etiologia através de exame e tratamento 28

   Considerações e cirurgia periodontal 29

   Factores influentes dos doentes 29

   Condição do tratamento endodôntico anterior 30

Anestesia e Hemostasia 31

   Epinefrina 31

   Fase pré-cirúrgica 32

   Técnicas de injeção 33

   Anestesia tópica 34

   Anestesia maxilar 35

   Anestesia mandibular 36

   Cirurgia bilateral da mandíbula 37

   Fase cirúrgica 38

   Fase pós-cirúrgica 38

Desenho de retalho em microcirurgia endodôntica 39

   Armamentário 39

   Contorno da aba 39

   Gestão de papilas 40

   Incisão 41

Elevação da aba 41

Retração da aba 42

Osteotomia 43

Distinção entre osso e ponta da raiz 43

Placa cortical intacta sem uma lesão periapical radiográfica 44

Placa cortical intacta com uma lesão periapical 44

Fenestração através da placa cortical que leva ao ápice 45

Tamanho ótimo da osteotomia 45

Modificação da osteotomia do buraco da fechadura 45

Técnica de janela óssea 46

Ressecção da extremidade da raiz 48

Ressecção da extremidade da raiz: Bisel íngreme versus bisel raso 49

Inspeção da superfície da raiz ressecada: 53

Istmo 56

Tipos de Istmo 57

Incidência 57

Achados Histológicos do Istmo 58

Significado clínico e gestão 58

Preparação ultra-sónica da extremidade radicular 59

Armamentário 59

Materiais de obturação da extremidade da raiz 61

Biocompatibilidade e bioatividade 63

Desvantagens do MTA 64

Outros tipos de cimentos para obturação de extremidades radiculares 67

Material de restauração intermédio (IRM) 67

Super Ácido Etoxibenzóico (SuperEBA) 68

Geristore e Retroplast 68

Reposição do retalho e sutura 69

Tomografia Computorizada de Feixe Cónico 74

Como funciona a CBCT 74

Indicações e aplicações clínicas 75

Cirurgia posterior da maxila, o seio maxilar e a gestão do acesso palatino 77

Pré-molares superiores 77

Instrumentação 77

Exposição do seio 77

Primeiros molares superiores 79

Abordagem palatal 80

Segundos molares 81

Aspectos periodontais 82

Reparação cirúrgica de perfuração da raiz 83

    Possíveis desafios à reparação não cirúrgica de perfurações.................................83

    Factores que aumentam o prognóstico positivo a longo prazo da reparação de perfurações83

    Técnicas de reparação cirúrgica de perfurações 87

    Tratamento cirúrgico da reabsorção radicular externa...88

Replantação intencional..93

Regeneração de tecidos guiada em microcirurgia endodôntica...............................98

    Osteotomia sem complicações...98

    Osteotomia complicada...98

    Envolvimento periodontal...99

Prognóstico da microcirurgia endodôntica 102

    Parâmetros para o sucesso: Clínico e Radiográfico 2D...102

    Parâmetros para o sucesso: "Critérios Penn D" para avaliar a cicatrização em CBCT 103

    Métodos tradicionais...103

    Técnica moderna versus abordagem microcirúrgica completa.............................103

    Materiais de obturação da extremidade da raiz...104

    Seleção de casos..105

    Cirurgia 105

Posicionamento..106

Conclusão 110

Bibilografia..111

INTRODUÇÃO

O tratamento endodôntico tem como objetivo a desinfeção do sistema de canais radiculares, seguida do selamento deste espaço para evitar a recontaminação. Para este fim, o tratamento endodôntico não cirúrgico é a primeira opção na maioria dos casos, mas uma abordagem cirúrgica pode ser indicada quando a patose perirradicular não pode ser resolvida por um método não cirúrgico.

A cirurgia endodôntica é uma técnica cirúrgica para a manutenção de dentes desvitalizados com patologia apical após terapia endodôntica falhada ou quando o tratamento não cirúrgico não é possível ou não é recomendado.

A microcirurgia endodôntica (EMS) tornou-se um tratamento mais eficaz em comparação com as abordagens cirúrgicas mais tradicionais. Independentemente das melhorias técnicas, pode ser difícil localizar o ápice da raiz, especialmente em casos de acesso difícil, osso cortical vestibular espesso intacto e obstáculos anatómicos.

Os avanços tecnológicos alteram a nossa compreensão e a forma como tratamos os nossos pacientes. Ocasionalmente, há um salto em frente que altera drasticamente as técnicas que utilizamos, e o campo da endodontia não é exceção.

A cirurgia endodôntica sofreu no passado com a má visualização e materiais não biocompatíveis. Atualmente, com o aparecimento do microscópio operatório (MO), o termo "cirurgia endodôntica" foi substituído pelo novo termo endodontia microcirúrgica.

A chegada da OM foi o início de uma nova era que trouxe elementos que nos faltavam - ampliação, iluminação e visualização. Permitiu-nos também livrarmo-nos de um termo médico comum - "idiopático". Finalmente, podíamos tratar o que podíamos ver, eliminando as conjecturas.

Atualmente, o OM está no centro da endodontia, pelo que para o clínico é extremamente importante ter um bom conhecimento das suas caraterísticas, peças e acessórios, de modo a utilizá-lo eficazmente no consultório dentário, tanto para o clínico como para os assistentes.

A microcirurgia endodôntica representa cerca de 3-10% da prática endodôntica típica, e pode ser dividida em periapical e perirradicular.

A cirurgia periapical consiste em apicoectomia e retropreenchimento.

A cirurgia perirradicular inclui a cirurgia do canal radicular lateral, o tratamento de fracturas radiculares, a amputação radicular, as hemisecções, a reimplantação intencional e o transplante.

Embora a endodontia convencional seja cada vez mais popular, a endodontia cirúrgica continua a ser uma área difícil associada a uma elevada taxa de insucesso. Os insucessos comuns resultam de uma má visualização que dificulta o tratamento. Atualmente, a OM fornece ampliação e iluminação coaxial, forçando a indústria a desenvolver microinstrumentos para trabalhar num espaço confinado. Estes incluem microespelhos para permitir uma visão indireta do trabalho; microexploradores para verificar a existência de microfissuras e linhas de fissura na dentina radicular ressecada que podem estragar o prognóstico de uma microcirurgia bem executada; micropontas ultra-sónicas para permitir a realização de uma retrocavidade limpa paralela ao longo eixo da raiz; micro-seringas para secar a retrocavidade; e microplugers para condensar o material de retropreenchimento diretamente na retrocavidade.

Não só a cirurgia apical reta foi melhorada (ressecção completa da raiz utilizando azul de metileno, localização dos canais mesiolinguales na raiz mesiovestibular dos molares superiores e mesiales dos mandibulares, preparação do istmo entre dois canais), mas também a cirurgia perirradicular (cirurgia laterorradicular nos canais laterais, gestão de perfurações a partir de acesso não cirúrgico e cirúrgico, amputação da raiz sem bisel, reimplantação intencional quando o acesso não cirúrgico ou cirúrgico não é possível). Todas estas melhorias tornaram possível uma melhoria dramática na taxa de sobrevivência dos dentes.

Embora estes avanços tenham reduzido as taxas de insucesso da cirurgia endodôntica, existe uma miríade de factores que acabam por comprometer uma cirurgia endodôntica perfeitamente realizada. Estes são normalmente defeitos ósseos periodontais e dentes fracturados verticalmente. Assim, técnicas de regeneração periodontal foram adicionadas para reduzir os insucessos de origem periodontal. Os materiais de enxerto ósseo e as membranas têm caraterísticas diferentes, pelo que é necessário escolher o mais adequado para tratar o defeito com êxito. Por conseguinte, é necessário um conhecimento profundo das relações endo-perio e uma classificação clara da topografia do defeito ósseo para ajudar a efetuar esta escolha.

Em alguns casos, quando o dente não pode ser salvo, pode ser inserido um implante funcional imediato no alvéolo para preservar a altura da crista óssea e a estética, por vezes no mesmo dia da extração do dente.

MICROSCÓPIO OPERATÓRIO DENTÁRIO

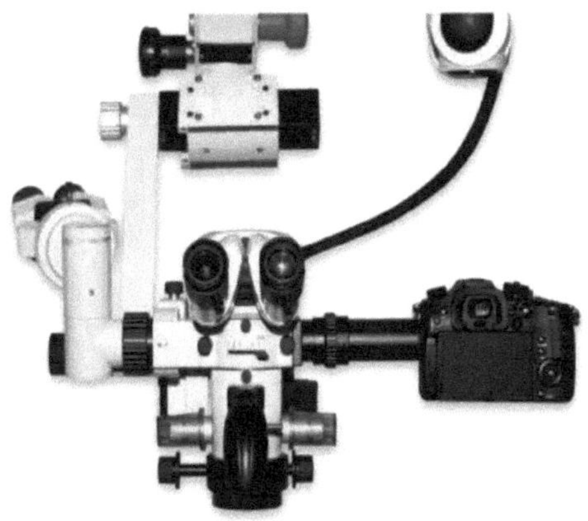

A terapia endodôntica é realizada num espaço de trabalho naturalmente escuro e confinado. Os microscópios operatórios foram introduzidos na Endodontia no início da década de 1990 e, posteriormente, nos programas de especialidade endodôntica nos Estados Unidos. Desde então, os microscópios operatórios passaram a ser amplamente aceites pelos endodontistas e são cada vez mais utilizados por outros especialistas. A Associação Americana de Endodontistas tornou o ensino do microscópio operatório uma norma exigida para a formação endodôntica de pós-graduação em 1998. A norma exige agora a instrução na utilização de dispositivos de ampliação "para além do âmbito dos dispositivos de ampliação usados na cabeça", a um nível aprofundado, que é o mais elevado dos níveis de conhecimento descritos pela CODA.

Foi demonstrado que uma maior ampliação aumenta significativamente o sucesso da cirurgia endodôntica.[1] Tanto o microscópio operatório como o endoscópio proporcionam uma ampliação e iluminação adequadas, necessárias para efetuar procedimentos endodônticos cirúrgicos e não cirúrgicos com elevadas taxas de sucesso. Além disso, do ponto de vista ergonómico, um microscópio pode permitir que o médico mantenha uma posição vertical, o que pode ajudar a evitar problemas a longo prazo nas costas e no pescoço, que podem ir do desconforto geral à incapacidade.

Alguns médicos podem afirmar que a utilização de uma lupa 3× ou 4× é suficiente, mas devem compreender que as lupas não proporcionam uma ampliação suficiente e, ainda mais importante, não proporcionam uma iluminação coaxial. A utilização de lupas é o primeiro passo e uma mudança bem-vinda em relação à visão sem ajuda, mas a ampliação e a iluminação efectivas requerem um microscópio operatório.

Historicamente, as lupas dentárias têm sido a forma mais comum de ampliação utilizada na cirurgia apical. As lupas são essencialmente dois microscópios monoculares com lentes montadas lado a lado e inclinadas para dentro (ótica convergente) para focar um objeto. As lupas estão disponíveis numa variedade de configurações e ampliações, a partir de 2× até 6×, com ótica galileana ou ótica prismática.

As lupas são classificadas de acordo com o método ótico através do qual produzem a ampliação.

Existem três tipos de lupas binoculares:

- uma lupa de dioptria, plana, de lente única
- um telescópio cirúrgico com uma configuração do sistema Galileu (sistema de duas lentes)
- um telescópio cirúrgico com uma configuração de sistema Kepleriano (conceção de telhado de prisma que dobra a trajetória da luz).

Os telescópios cirúrgicos Galileanos e Keplerianos produzem uma imagem de visualização alargada com um sistema de lentes múltiplas posicionado a uma distância de trabalho entre 28-51 cm (11 e 20 polegadas). A distância de trabalho mais utilizada e sugerida é entre 11 e 15 polegadas (28-38 cm). O sistema Galileu oferece uma gama de ampliação de 2× a 4,5× e é um sistema pequeno, leve e muito compacto. As lupas de prisma (sistema Kepleriano) utilizam prismas refractivos e são, na realidade, telescópios com trajectórias de luz complicadas, que permitem ampliações até 6×. Com a mesma ampliação, as lupas de prisma proporcionam um campo de visão mais alargado.

A desvantagem das lupas é que a ampliação máxima prática é apenas de cerca de 4,5 diâmetros. Existem lupas com uma ampliação mais elevada, mas são pesadas e difíceis de manejar, com um campo de visão limitado. Utilizando técnicas computorizadas, alguns fabricantes podem fornecer ampliações de 2,5× a 6× com um campo alargado. No entanto, estas lupas requerem uma postura física restrita e não podem ser utilizadas durante longos períodos de tempo sem provocar uma tensão significativa na cabeça, pescoço e costas. A maior desvantagem da utilização de lupas é o facto de os olhos terem de convergir para ver uma imagem. Esta convergência ao longo do tempo cria tensão e fadiga ocular e, como tal, as lupas nunca foram concebidas para procedimentos prolongados.

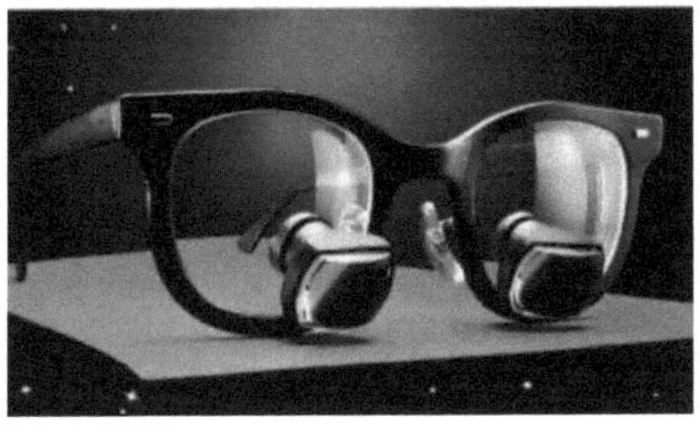

Lupas compostas. Duas lentes separadas por ar. Estas lupas são preferíveis às lentes de aumento simples

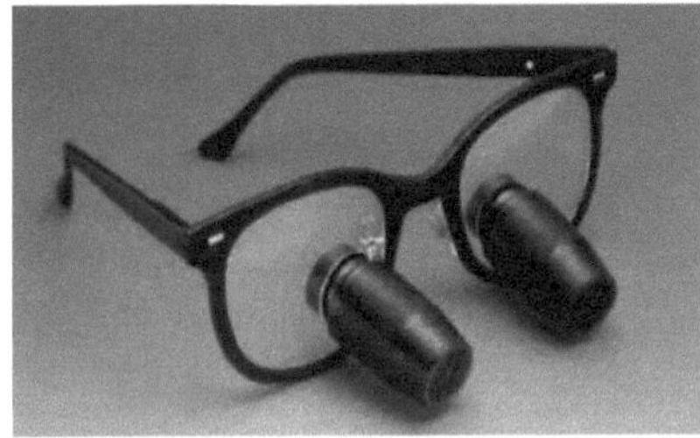

Lupas de prismas. Estas lupas têm uma ótica sofisticada que se baseia em prismas internos para curvar a luz. Em comparação com as lupas compostas, proporcionam um campo de visão alargado com a mesma ampliação

Vantagens do microscópio operatório

As lupas e os microscópios oferecem diferentes gamas de ampliação. Um aumento da ampliação diminui a profundidade focal. O uso de lupas, especialmente com ampliações superiores a 4 vezes, exige que o médico se mantenha a uma distância estreita do objeto para manter a focagem. Em contrapartida, mesmo com grandes ampliações, um microscópio permanece estável e o profissional pode trabalhar numa posição vertical e ergonomicamente não stressante. Além disso, a utilização do microscópio reduz o esforço dos músculos oculares, a fadiga e a dor em comparação com as lupas. Através de um microscópio, a luz que chega aos olhos esquerdo e direito parece ser essencialmente paralela, obtendo-se o efeito de observação à distância e evitando o esforço de acomodação a curta distância, como acontece a olho nu. Os binóculos das lupas e, por conseguinte, a direção de visualização são convergentes, o que resulta numa tensão ocular semelhante. Além disso, os microscópios fornecem imagens praticamente sem sombras, permitindo uma excelente qualidade de imagem para operações clínicas e documentação.

Formas de montagem do microscópio

Pode ser:

- Microscópio de chão
- Microscópio de teto
- Microscópio de parede
- Anexado à unidade de cadeira dentária

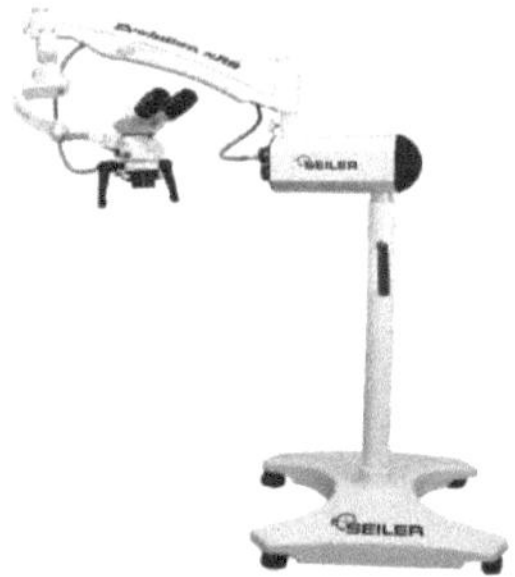

Microscópio de chão

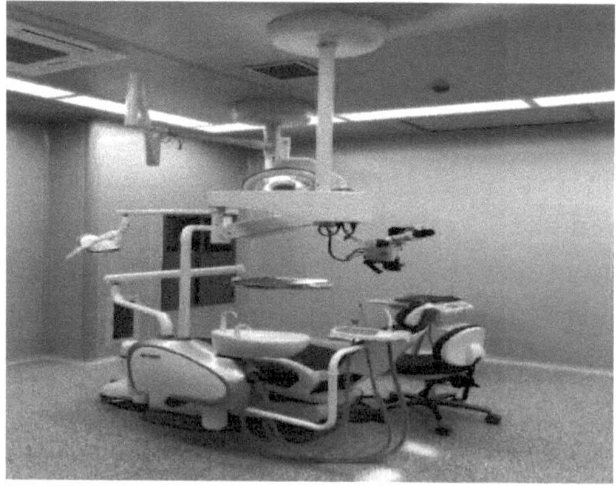

Montagem no teto

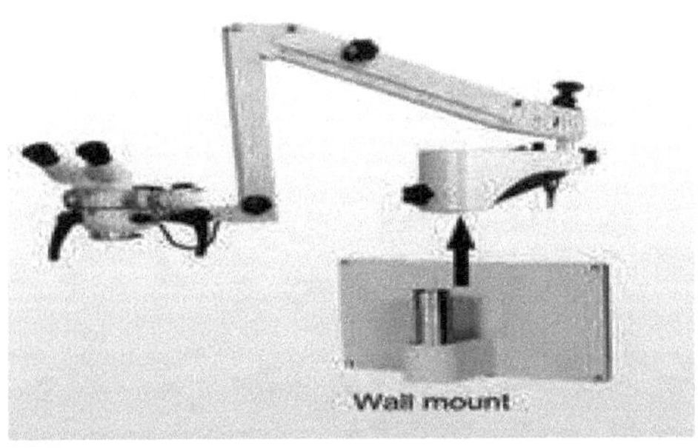

Montagem na parede

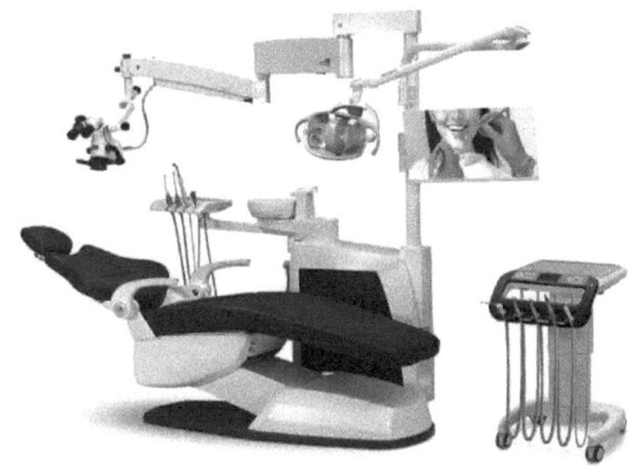

Anexado à unidade de cadeira dentária

Principais caraterísticas dos microscópios operatórios

Os componentes básicos de um microscópio operatório são os binóculos, o corpo do microscópio com ajustes de ampliação e de focagem fina e uma fonte de luz.

Dependendo da utilização e das preferências do profissional, um microscópio pode ser configurado de acordo com especificações individuais. Para endodontia não cirúrgica e cirúrgica, são necessárias diferentes gamas de ampliação. Além disso, os procedimentos cirúrgicos requerem mais angulações para visualizar as superfícies radiculares ressecadas e outros detalhes anatómicos.

No mínimo, um microscópio utilizado em endodontia cirúrgica deve estar equipado com um binóculo inclinável de 180° para atender aos requisitos de angulação e uma ocular com um retículo. Um retículo é um conjunto de linhas finas que proporcionam uma centragem adequada no objeto em foco e permitem a calibração individual (parfocalização) do microscópio, geralmente sob a forma de retículos ou anéis concêntricos.

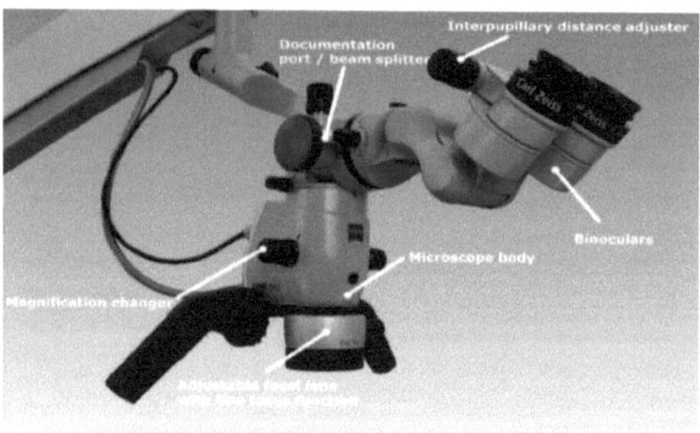

Principais caraterísticas do microscópio

Personalização de um microscópio

Os microscópios estão disponíveis como unidades de instalação no chão, na parede ou no teto, dependendo das preferências pessoais e das possíveis localizações no consultório. As inovações dos microscópios modernos permitem actualizações ou modificações dos microscópios padrão. Por exemplo, no passado, um microscópio era fornecido com uma distância focal fixa, normalmente 200 mm, 250 mm ou 300 mm, dependendo da altura do profissional e da sua posição de trabalho mais confortável e adequada.

No entanto, atualmente, os microscópios topo de gama incluem uma distância focal variável que pode ser ajustada ao médico e ao doente, muitas vezes em conjunto com zoom elétrico e opções de focagem fina que permitem ajustes suaves e sem etapas tanto da ampliação como da focagem.

Recentemente, foram introduzidos ajustadores mecânicos da distância focal para atualizar os microscópios com uma distância focal fixa. As actualizações ergonómicas opcionais permitem uma rotação esquerda/direita do corpo principal do microscópio. Isto permitirá ao profissional inclinar o microscópio numa angulação vertical sem alterar o nível horizontal das oculares. Em particular, para a cirurgia endodôntica, esta é uma caraterística valiosa para observar as pontas das raízes e as superfícies das raízes ressecadas nas arcadas posteriores.

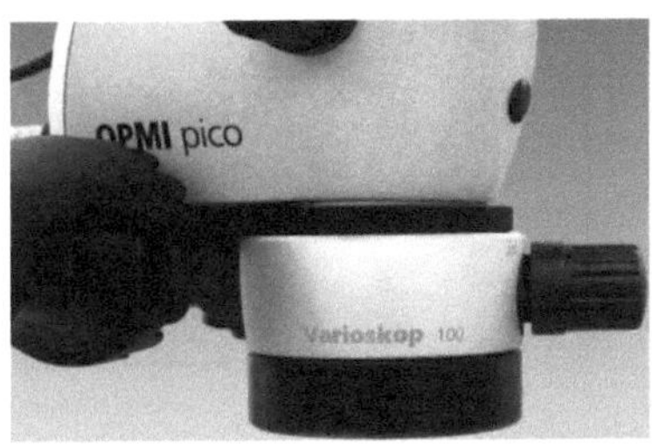

Regulador de distância focal variável

Fonte de luz

A iluminação de halogéneo foi a primeira fonte de luz para microscópios dentários introduzida.[2] Ainda está disponível para aplicações padrão e microscópios básicos e apresenta uma tonalidade amarelada. O xénon e as fontes de luz LED mais recentes foram desenvolvidos para proporcionar uma melhor iluminação ao campo operatório. As três fontes de luz diferem entre si em termos de intensidade de luz, comprimentos de onda de pico, temperatura de cor, emissão de calor e duração.

As fontes de luz de xénon parecem quase tão naturais como a luz do dia, ao mesmo tempo que proporcionam a mais elevada intensidade de luz. Isto assegura a melhor iluminação para detalhes anatómicos finos e permite tempos de exposição de documentação mais curtos, o que proporcionará imagens mais nítidas. As fontes de luz LED são semelhantes ao xénon em termos de temperatura de cor e têm um aspeto próximo da luz natural do dia. Em comparação com o xénon e o halogéneo, a emissão de calor do LED irradia da parte de trás da fonte de luz, resultando numa temperatura muito reduzida em redor do microscópio. A maioria dos microscópios fornece filtros laranja e verde adicionais para trabalhos de restauro ou procedimentos cirúrgicos com maior fluxo sanguíneo. Os desenvolvimentos recentes incluem a despolarização e os filtros UV de luz do dia, bem como a fluorescência para a deteção de cáries.

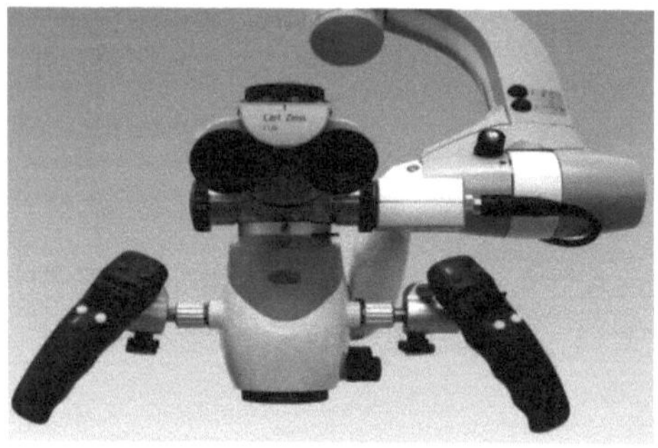

Microscópio topo de gama com zoom elétrico, focagem fina e funções de fixação magnética, câmara de vídeo HD de 3 chips ligada à porta de documentação direita

Documentação

É necessária uma boa documentação para fins legais, relatórios de referência, publicações e/ou apresentações. A fotografia pode ser obtida através da utilização de uma câmara digital SLR ligada ao divisor de feixe do microscópio. No entanto, a nova geração de câmaras digitais sem espelho tem demonstrado vantagens em comparação com as DSLRs. Um divisor de feixe desviará aproximadamente 20% da intensidade de luz disponível para fotografia ou para uma câmara de vídeo. Existem várias opções disponíveis para a aquisição das imagens, tanto comerciais como personalizadas. Para a documentação vídeo, as opções incluem câmaras internas ou externas de diferentes qualidades e resoluções. Os sistemas mais simples incluem câmaras integradas de um só chip que fornecem capacidades simples de transmissão em direto e/ou gravação.

Outras opções modernas de um só chip incluem microchips que permitem a gravação inteligente numa rede externa partilhada, bem como a gravação direta em dispositivos locais de armazenamento em massa. Estão disponíveis opções de vídeo que gravam um ciclo contínuo de 30 segundos, oferecendo a opção de iniciar uma gravação no passado imediato, permitindo que as incidências sejam documentadas mesmo depois de terem ocorrido. As actuais qualidades de gravação comercial variam entre as resoluções HD-ready 720p e Full HD 1080p. A gravação Full HD 1080p combinada com três câmaras chip está disponível para documentação da mais alta qualidade para fins de publicação e apresentação.

O salto tecnológico mais recente incluiu a observação tridimensional na cadeira, tanto para o médico como para os co-observadores. Até à data, esta tecnologia tem sido largamente utilizada em conferências, utilizando uma técnica de obturador ou de óculos polarizados, para transmitir em direto procedimentos cirúrgicos. Recentemente, foram disponibilizados produtos de consumo de primeira geração.

Ajuste individual do microscópio (Parfocaling)

Os microscópios são concebidos para serem ajustados a diferentes pontos de vista oculares para garantir uma visão perfeita e evitar a fadiga. É importante compreender que, dependendo do estado de fadiga dos olhos, por exemplo, após um dia inteiro de trabalho, o ajuste da parfocalização pode conduzir a resultados ligeiramente diferentes dos obtidos quando os olhos estão descansados. Poderá ser necessário efetuar um reajuste ao longo de um período de trabalho intenso.

Em primeiro lugar, o médico deve determinar o olho dominante ou principal, que ajusta predominantemente a visão.

Existem várias técnicas, das quais dois exemplos são apresentados a seguir.

1. Técnica de sobreposição: O praticante escolhe um objeto distante, por exemplo, um sinal de trânsito. Simultaneamente, um objeto próximo, por exemplo, um lápis segurado com o braço estendido, é sobreposto a esse objeto distante. De seguida, fecha-se um olho e mantém-se o outro aberto. Se o olho não dominante estiver fechado e o olho dominante estiver aberto, o objeto próximo permanecerá centrado no objeto distante, mas deslocar-se-á para o lado se o olho não dominante estiver aberto e o olho dominante estiver fechado.

2. Técnica do papel. A focalização de um orifício num papel com os dois olhos abertos e a sua deslocação muito lenta na direção dos olhos conduzirá a que o orifício termine no olho dominante. Se forem usados óculos, as patilhas devem ser completamente apertadas. Se um operador usar óculos de correção durante os procedimentos, o processo de focagem parcial deve ser realizado com os óculos. O óculo com o retículo deve ser regulado para o lado dominante. Ambas as definições de dioptria devem ser deslocadas para a definição positiva extrema. O microscópio deve ser ajustado para a ampliação mais baixa. Isto facilitará o procedimento de focagem parcial para os profissionais inexperientes. As pessoas com formação avançada em microscópio podem ajustar as dioptrias nos níveis de ampliação mais elevados.

Começando com o olho dominante, o profissional precisa de encontrar a definição de dioptria em que o retículo está claramente focado. Durante este procedimento, o olho não dominante permanece fechado. Em seguida, um objeto plano e não refletor, por exemplo, um cartão de visita, é colocado sob o microscópio. Sem alterar a regulação das dioptrias ou qualquer um dos botões de focagem, o microscópio deve ser colocado à distância focal (vertical) adequada para ver uma imagem focada apenas através da ocular dominante. A ampliação é então alterada para a definição mais elevada. Para ajustar as alterações na distância focal, podem ser efectuados pequenos ajustes com a função de focagem fina. Nem a distância vertical nem as definições de dioptria são alteradas nesta fase. O microscópio está agora calibrado para o olho dominante em toda a gama de ampliação. Apenas a ocular não dominante, as definições de dioptria são rodadas lentamente enquanto se olha para o objeto sob o microscópio.

Quando o objeto é focado, o lado não dominante é calibrado. Não devem ser efectuadas quaisquer alterações no lado dominante. A última é a distância interpupilar. O botão de ajuste da distância interpupilar é colocado na posição mais baixa e, em seguida, rodado lentamente até que uma imagem única perfeitamente nítida com qualidades tridimensionais seja visível através do microscópio.

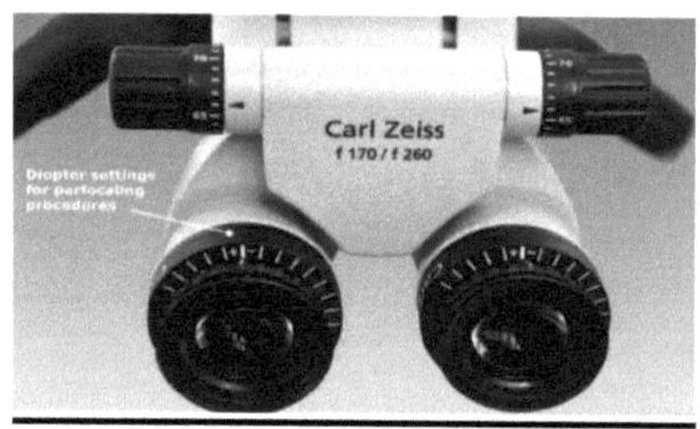

Binóculos com dioptrias para o procedimento de focagem

INSTRUMENTOS MICROCIRÚRGICOS

Os instrumentos cirúrgicos tradicionais são simplesmente demasiado grandes para trabalhar com ampliações de 10 a 25 vezes. Alguns instrumentos microcirúrgicos são versões miniaturizadas dos instrumentos cirúrgicos tradicionais, mas muitos outros foram especificamente concebidos para as necessidades de precisão da microcirurgia endodôntica, incluindo pontas ultra-sónicas, o irrigador/secador Stropko e uma série de obturadores, suportes para material de obturação da extremidade radicular e microespelhos.

Instrumentos de exame:

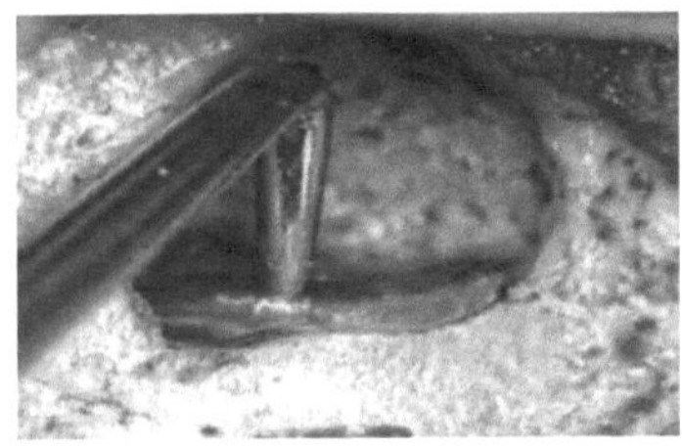

O explorador Carr está a criar uma ranhura de rastreio no istmo

Os instrumentos de exame incluem o espelho dentário, a sonda periodontal, o explorador endodôntico e o microexplorador. O espelho dentário, a sonda periodontal e o explorador endodôntico são instrumentos padrão na prática endodôntica. Apenas o microexplorador foi concebido especificamente para a microcirurgia. Tem uma ponta de 2 mm dobrada a 90 graus numa extremidade e a 130 graus na outra. A ponta curta torna-o particularmente fácil de manobrar dentro da pequena cripta óssea. Este instrumento é extremamente útil para localizar uma área de fuga na superfície da raiz ressecada e para distinguir uma linha de fratura ou um canal de um insignificante.

Instrumento de Incisão e Elevação:

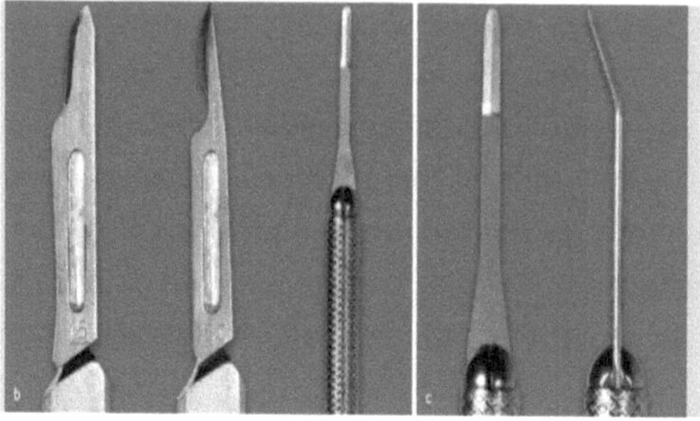

Lâmina BP #15, lâmina BP #15 C e lâmina microcirúrgica

Os instrumentos utilizados para incisão e elevação incluem uma lâmina 15C e um cabo e elevadores periosteais de tecidos moles. A lâmina de bisturi ideal para a microcirurgia é a lâmina 15C, que é suficientemente pequena para manusear a papila interproximal, mas suficientemente grande para fazer uma incisão vertical de libertação num só golpe.

As micro-lâminas são úteis apenas quando os espaços interproximais são apertados. Os elevadores de tecidos moles foram concebidos para elevar a gengiva e o tecido do osso cortical subjacente com o mínimo de trauma para o tecido. Uma extremidade do instrumento tem um bico fino, afiado e triangular e a outra extremidade tem um bico afiado e arredondado que varia em tamanho. Ao contrário dos elevadores periosteais utilizados em periodontia, este novo design incorpora arestas e pontos finos que permitem que o tecido mole seja elevado do osso de forma limpa e completa.

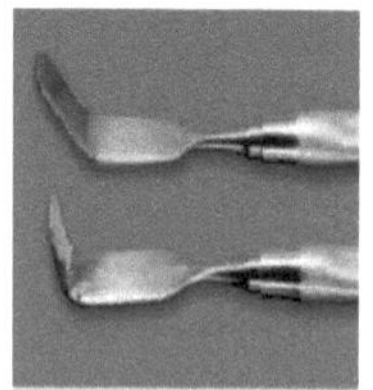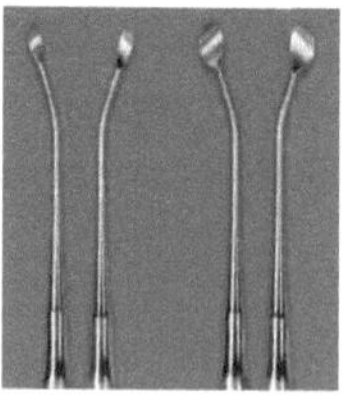

Os retractores Carr Os elevadores Ruddle

Instrumentos de retração de tecidos:

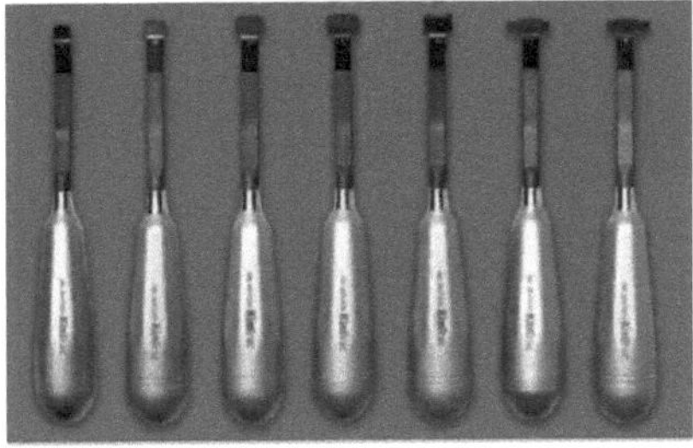

Os retractores Kim

Os novos retractores desenvolvidos para a microcirurgia eliminam muitas deficiências dos retractores tradicionais anteriores, que são basicamente inadequados para a microcirurgia.

Os retractores KimTrac têm larguras mais variáveis do que outros retractores convencionais (de 8 mm a 14 mm em comparação com os convencionais de 10 mm). Os retractores KimTrac P1 e P2 têm asas para separar o tecido mole elevado da área da cirurgia e um protetor de plástico adicional para a elevação do tecido mole. O KimTrac pode ser utilizado com e sem um protetor de plástico. No entanto, o protetor de plástico é vantajoso, uma vez que garante uma retração fácil do retalho com uma visibilidade e acessibilidade muito melhoradas ao campo operatório. Ao contrário de outros produtos com extremidades rombas, o KimTrac é capaz de se fixar contra a placa óssea cortical de forma precisa e estável, independentemente de as formas serem planas ou salientes, devido à sua extremidade serrilhada.

A comparação da espessura das lâminas dos retractores mostra que o retractor KimTrac tem um terço da espessura dos outros retractores, o que os torna um retractor ideal para a utilização da técnica de bone grooving na cirurgia posterior da mandíbula. Os retractores Kim/Pecora (KP 1, 2 e 3) (Obtura/Spartan) também têm pontas mais largas do que os retractores convencionais (15 mm em comparação com 10 mm) e são 0,5 mm mais finos. As suas extremidades serrilhadas fixam os retractores de forma segura ao osso. O retractor KP 4 é um retractor pequeno e polivalente com as mesmas caraterísticas que os outros, mas com a largura padrão de 10 mm. As pontas do retractor KP são modeladas para auxiliar a fadiga. Existem muitos afastadores disponíveis no mercado dentário, mas apenas os afastadores KimTrac e Kim/Pecora foram concebidos especialmente para a microcirurgia endodôntica.

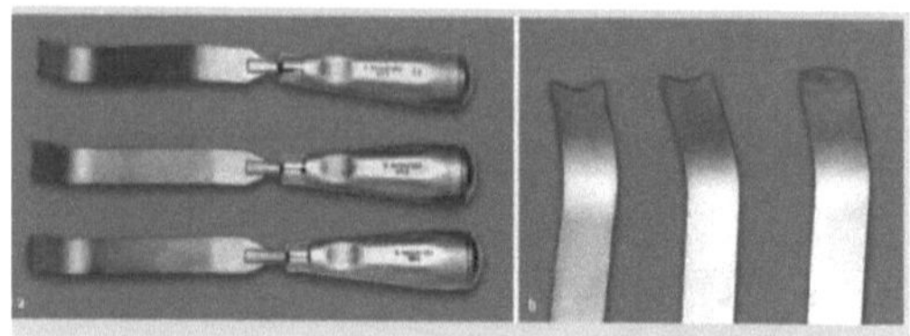

Os retractores Kim e Pecora

Instrumentos de osteotomia:

Uma peça de mão cirúrgica de 45 graus com uma broca Lindemann é o instrumento de eleição para este procedimento. Foi concebida para direcionar a água para a superfície de corte, canalizando-a ao longo da superfície da broca, enquanto o ar é ejectado pela parte de trás da peça de mão. Isto reduz a possibilidade de enfisema e piemia e cria menos salpicos do que uma peça de mão convencional. A cabeça angular de 45 graus da peça de mão facilita o trabalho e a visualização de áreas de difícil acesso. A broca de corte de osso Lindemann é utilizada para osteotomias e tem menos caneluras do que as brocas convencionais, o que resulta numa menor obstrução e calor de fricção e num corte mais eficiente.

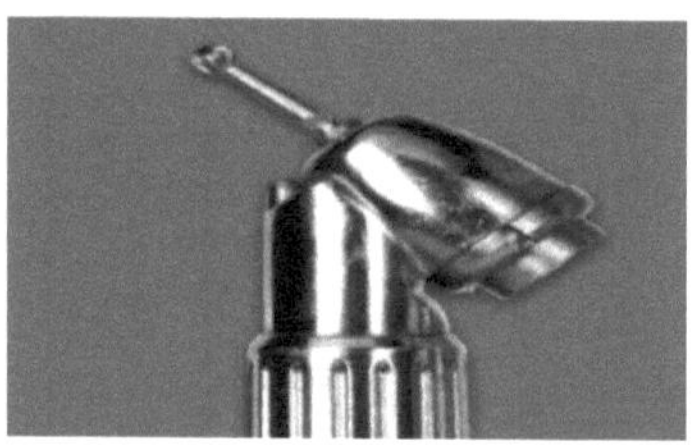

O impacto Air 45 com a broca redonda nº 8

Instrumentos de Curetagem:

A curetagem completa dos tecidos de granulação de um local de osteotomia é provavelmente a parte mais difícil da cirurgia.

Os instrumentos de curetagem incluem curetas periodontais, curetas cirúrgicas e curetas mini-endodônticas. A curetagem geralmente não é um procedimento microcirúrgico e qualquer cureta periodontal pode ser utilizada para esse fim.

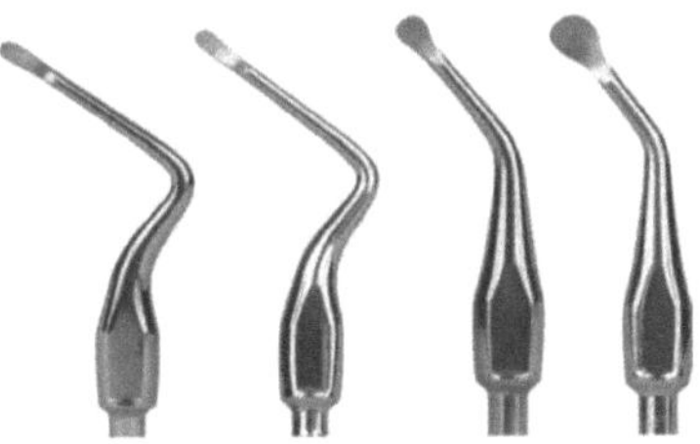

Vista ampliada das mini curetas e mini-molt curetas especialmente concebidas.

Instrumentos de inspeção:

Os microespelhos estão disponíveis em muitas formas diferentes. Uma caraterística importante do pescoço do espelho é a flexibilidade.

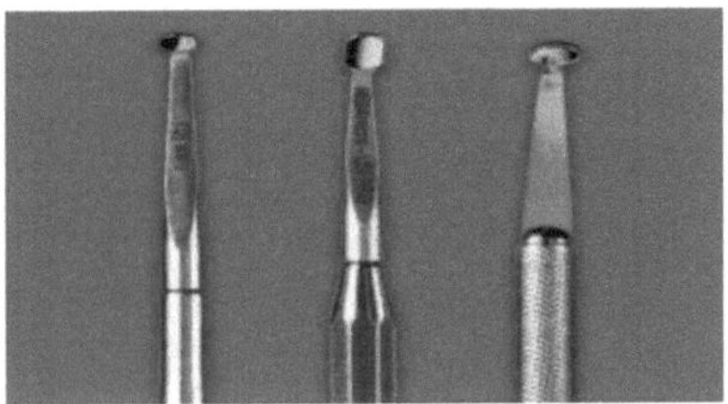

Espelhos microcirúrgicos

Unidades de ultra-sons e dicas para a preparação da extremidade da raiz:

Um dos avanços mais significativos na microcirurgia endodôntica é o instrumento ultrassónico piezoelétrico para a preparação da extremidade radicular.

UNIDADES ULTRASSÓNICAS: As unidades ultra-sónicas criam vibrações na gama de 30 a 40 kHz através da excitação de cristais piezoeléctricos de quartzo ou cerâmica na peça de mão.

A energia criada é transportada para a ponta de ultra-sons, produzindo vibrações para a frente e para trás num único plano. A irrigação contínua ao longo da ponta de corte arrefece a superfície e maximiza o desbridamento e a limpeza. As três unidades ultra-sónicas mais utilizadas são o EMS, o Spartan (Spartan/Obtura) e o P-5 (Acteon). Como demonstrado aqui, é fortemente aconselhado ter uma unidade que tenha tanto o Piezotome para a preparação de sulcos como a preparação ultra-sónica da extremidade radicular. Atualmente, o Acteon P-5 tem ambas as capacidades.

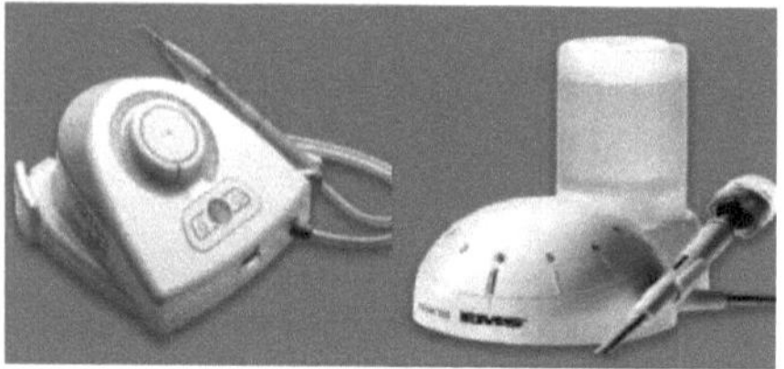

A Onda Espartana O Piezon 250 EMS

PONTAS ULTRA-SÓNICAS: As primeiras pontas ultra-sónicas para cirurgia endodôntica foram as pontas Carr (CT 1-5) de aço inoxidável em 1990. Em 1999, a Spartan/Obtura introduziu as pontas KiS (Kim Surgical). As pontas ultra-sónicas KiS têm uma melhor capacidade de corte e uma porta de irrigação mais eficiente. São revestidas com nitreto de zircónio e têm uma porta de irrigação perto da ponta em vez de ao longo do eixo. A vista ampliada de uma ponta KiS, que tem uma ponta de corte de 3 mm. Estas pontas avançadas cortam de forma mais rápida e suave e causam menos microfracturas devido ao melhor posicionamento da porta de irrigação. A ponta KiS 1, que tem um ângulo de 80 graus e 0,24 mm de diâmetro, foi concebida para os dentes anteriores e pré-molares mandibulares. A ponta KiS 2 tem um diâmetro mais largo e foi concebida para dentes mais largos (por exemplo, maxilares anteriores). A ponta KiS 3 foi concebida para os dentes posteriores. Tem uma dobra dupla e uma ponta com um ângulo de 75 graus para utilização no lado esquerdo do maxilar ou no lado direito da mandíbula. A ponta KiS 4 é semelhante à KiS 3, exceto que o ângulo da ponta é de 110 graus, para alcançar o ápice lingual das raízes dos molares. A ponta KiS 5 é a contraparte do KiS 3 para o lado direito maxilar e para o lado esquerdo mandibular. A ponta KiS 6 é a contraparte da ponta KiS 4. Recentemente foram introduzidas as pontas Jet. Uma caraterística especial desta ponta é a microprojecção da superfície de corte, permitindo a remoção rápida e completa da guta percha do canal. Têm pontas ultra-sónicas dobráveis (B&L Biotech) que o operador pode dobrar em qualquer direção para um melhor acesso. As pontas JET estão disponíveis com pontas de 2 mm, 3 mm, 4 mm, 5 mm e 6 mm que permitem a dobragem com um dispositivo de dobragem de pontas que fornecerá um ângulo de ponta personalizado para satisfazer todas as necessidades microscópicas.

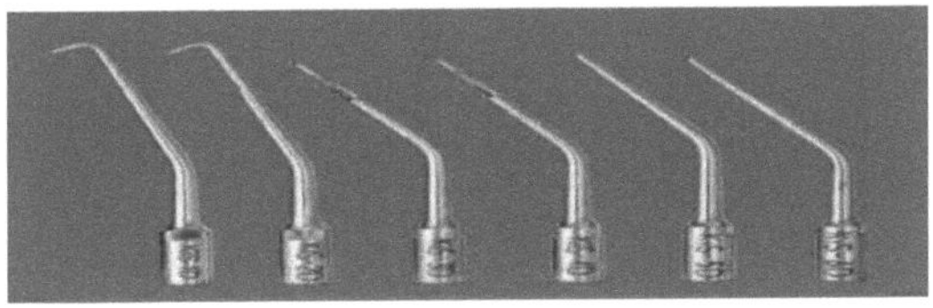

As pontas ultra-sónicas Kim Surgical

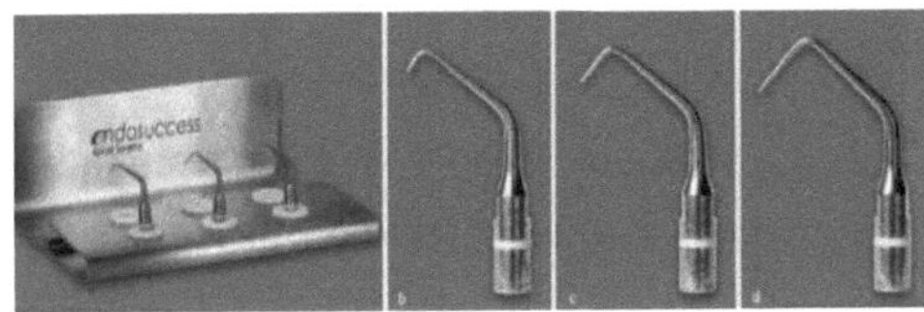

As pontas ultra-sónicas Aceton com comprimento de 3 mm, 6 mm, 9 mm

STROPKO IRRIGATOR/DRIER: Este dispositivo simples mas útil adapta-se a uma seringa normal de ar/água e utiliza uma microponta romba de 0,5 mm de diâmetro, é fácil de utilizar e altamente eficaz para irrigar e secar preparações retro e superfícies radiculares ressecadas. Substitui a utilização de pontas de papel para secar a preparação, o que não garante que a preparação esteja completamente seca.

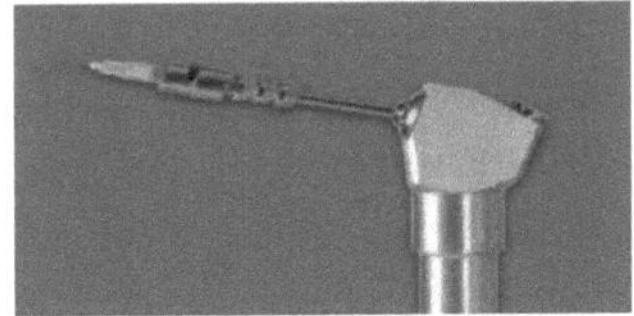

O irrigador Stropko montado na seringa Adec

Instrumentos Microplugger:

Após a colocação do MTA ou da massa biocerâmica no preparo do extremo radicular, utilizando o escultor Lee, os materiais de preenchimento têm de ser condensados suavemente para preencher todo o comprimento do preparo do extremo radicular de 3 mm ou um comprimento superior. Este procedimento é efectuado utilizando microplugers, um fino com 2 mm de diâmetro e outro grosso com 4 mm de diâmetro, dependendo do tamanho do preparo do extremo da raiz.

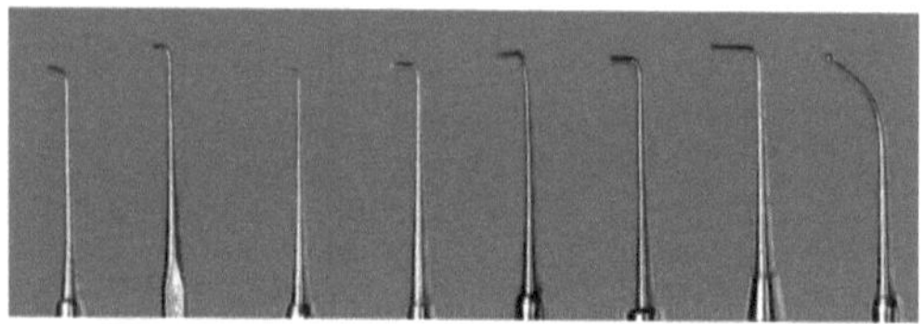

Plugs microcirúrgicos de diferentes tamanhos e comprimentos

Instrumentos de sutura:

A tesoura de Laschal, ou qualquer tesoura de bico pequeno, e o porta-agulhas Castroviejo são utilizados para manusear suturas sintéticas 5-0 ou 6-0.

Estes dois instrumentos, devido às tesouras normais de bico grande, não cortam suficientemente bem e são demasiado grandes num ambiente microcirúrgico. Outros porta-agulhas também são demasiado grandes para a microcirurgia. O porta-agulhas Castroviejo, mais pequeno e delicado, pode exigir algum ajuste no início, mas recompensará o cirurgião com maior facilidade em suturas delicadas e difíceis. Antes do advento da microcirurgia, as suturas de seda 4-0 eram o padrão para a cirurgia endodôntica, mas já não são recomendadas. Uma vez que as suturas de seda são entrançadas e espessas, a placa bacteriana, os restos de comida e as bactérias acumulam-se facilmente sobre elas, resultando numa inflamação secundária no local da sutura. Para evitar esta inflamação e a cicatrização retardada associada, são atualmente utilizadas suturas monofilamentares 5-0 e 6-0 de nylon ou polipropileno. Recomenda-se a utilização de agulhas de sutura com uma secção transversal triangular para facilitar a penetração no tecido e com curvaturas de 1/2 e 3/8.

Instrumentos diversos:

São utilizados vários instrumentos diversos na microcirurgia endodôntica. Um polidor de bolas grande e uma lima de osso são utilizados para alisar a superfície do osso e da raiz e para moldar o material de aumento ósseo aos contornos ósseos. Um pequeno rongeur é utilizado para remover o tecido de granulação. Os bicos destes rongeurs são miniaturizados para se adaptarem às áreas de difícil acesso no interior da cripta óssea.

Osteonecrose dos maxilares relacionada com medicamentos e microcirurgia endodôntica

É sabido que os bisfosfonatos, uma classe de medicamentos anti-reabsortivos, estão associados à osteonecrose dos maxilares relacionada com os bisfosfonatos (BRONJ). Recentemente, os fármacos anti-reabsorção e os fármacos antiangiogénicos recentemente desenvolvidos têm sido associados a um número crescente de osteonecrose dos maxilares. Em resposta, a Associação Americana de Cirurgiões Orais e Maxilofaciais implementou uma alteração na nomenclatura de BRONJ para osteonecrose dos maxilares relacionada com medicamentos (MRONJ).

Os bisfosfonatos e outros anti-reabsortivos são habitualmente utilizados na gestão e tratamento de doenças ósseas (doença de Paget, osteoporose), bem como na prevenção e tratamento de lesões líticas relacionadas com o cancro. Inibem a função, a maturação e a sobrevivência dos osteoclastos. Os medicamentos anti-angiogénicos abrandam a formação de novos vasos sanguíneos, limitando assim os tumores, as fontes de nutrientes e as vias de metastização. Actuam como anticorpos contra o fator de crescimento endotelial vascular (VEGF), provocando a regressão da vasculatura tumoral e atrasando a progressão da doença. Os doentes que sofrem de MRONJ (osteonecrose da mandíbula relacionada com medicamentos) apresentam osso exposto na área maxilofacial que não cicatriza, independentemente do tratamento. O osso exposto sofre necrose avascular e, em alguns casos, pode infetar. Dependendo da extensão da doença, a área exposta pode estender-se para além do osso alveolar, resultando em fracturas patológicas e comunicação oral/nasal.

O MRONJ não deve ser confundido com outras condições clínicas semelhantes, como os sarcomas ou a osteomielite. O diagnóstico de MRONJ pode ser feito quando estão presentes as três condições seguintes:

1. Tratamentoatual ou anterior com medicamentos anti-reabsortivos ou antiangiogénicos.

2. Osso exposto ou osso que pode ser sondado através de uma fístula intra-oral ou extra-oral na região maxilofacial que persiste há mais de 8 semanas

3. Sem historial de radioterapia nos maxilares.

Existem vários factores de risco para o desenvolvimento de MRONJ durante o tratamento com agentes anti-reabsortivos ou antiangiogénicos.

Estes factores de risco podem ser divididos em três grupos:

1. Factores relacionados com a medicação.

2. Factores locais.

3. Factores demográficos e sistémicos.

Em geral, o risco de MRONJ é significativamente baixo. Ainda assim, é importante estabelecer uma estratégia para poder oferecer um tratamento seguro, especialmente quando se trata de microcirurgia endodôntica. Uma estratégia clara começa com a prevenção de MRONJ através de uma consulta dentária precoce quando se considera a utilização de terapia anti-reabsortiva ou antiangiogénica. O planeamento do tratamento endodôntico para esses pacientes inclui a identificação e a abordagem (não cirúrgica e/ou cirúrgica) de locais de infeção aguda ou de potenciais locais de infeção. Além disso, a terapêutica anti-reabsorvente ou antiangiogénica deve ser adiada até que o local da extração/cirúrgico tenha mucosalizado (14 a 21 dias). Por conseguinte, se as condições sistémicas o permitirem e com o acordo do prescritor, o início da terapêutica anti-reabsortiva e antiangiogénica deve ser adiado até que a saúde dentária esteja optimizada.

Quando um doente está a receber terapia anti-reabsortiva ou antiangiogénica, o plano de tratamento dentário e endodôntico pode mudar.

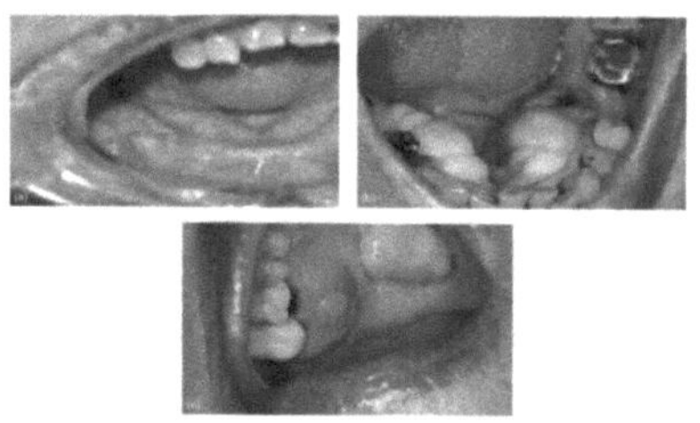

O doente que sofre de MRONJ apresenta osso exposto na área maxilofacial que não cicatriza independentemente do tratamento

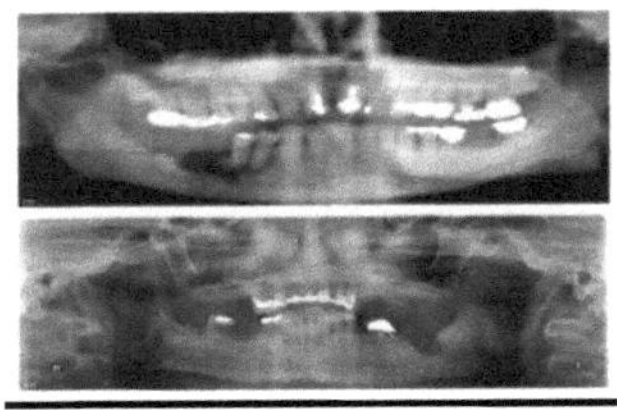

As radiografias panorâmicas de doentes que sofrem de MRONJ mostram a extensão da doença. A área exposta pode estender-se para além do osso alveolar e tornar os maxilares frágeis e propensos a fracturas patológicas.

Indicações e contra-indicações

A microcirurgia endodôntica não é apenas um método previsível para explorar a causa da não cicatrização em dentes tratados com canal radicular, mas é também um meio de eliminar eficazmente a patologia apical persistente. Quando um dente previamente tratado tem sintomas persistentes e o paciente quer salvar o seu dente, deve ser considerado o retratamento do canal radicular com duas vias potenciais de acesso: não-cirúrgica, acedendo através da coroa, ou cirúrgica, acedendo diretamente aos ápices radiculares e à patologia periapical. Ambos os procedimentos são eficazes e a investigação de apoio mostra que estes procedimentos resultam na cura da periodontite apical em mais de 80% dos casos tratados. A decisão de tratar um caso cirurgicamente ou não cirurgicamente pode ser um desafio e, mesmo por vezes, ambos os procedimentos são necessários para eliminar a periodontite apical com a maior previsibilidade possível.

O sucesso cirúrgico depende da capacidade de realizar protocolos ideais

A microcirurgia é uma opção de tratamento eficaz quando o tratamento ideal pode ser efectuado, o que inclui:

- Acesso suficiente a toda a área patológica com boa visualização.
- Quantidade de ressecção e bisel corretos.
- Preparação ultra-sónica de todos os portais de saída.
- Colocação de um material de obturação adequado no extremo da raiz.
- Reaproximação do local da cirurgia com fecho primário.

Avaliação da etiologia através de exame e tratamento

Determinar a etiologia da patologia persistente é essencial ao escolher a microcirurgia endodôntica como opção de tratamento: se a etiologia for de natureza endodôntica, o prognóstico da microcirurgia endodôntica é favorável. Podem estar presentes as seguintes condições que podem não responder bem ao tratamento microcirúrgico e ter um prognóstico questionável:

- Radiolucência lateral sem radiolucência apical indicativa de perfuração de uma tira ou de uma fratura vertical
- Lesões periodontais primárias
- Lesões periodontais e endodônticas combinadas
- Reabsorção radicular que afecta os terços médios ou coronais das raízes

Considerações periodontais e cirurgia

A microcirurgia endodôntica é extremamente eficaz no tratamento da patologia endodôntica, mas por si só não melhora o estado periodontal do dente e, por vezes, afecta-o negativamente. Qualquer dente necessita de um estado periodontal estável para ser retido, pelo que é importante avaliar a condição periodontal de um dente que vai ser submetido a microcirurgia endodôntica.

Os seguintes factores periodontais ajudam a avaliar a adequação da escolha da cirurgia:

- Efeito da ressecção adequada na relação coroa/raiz de um dente
- A estabilidade de um dente na presença de um suporte periodontal inadequado associado a uma oclusão traumática.
- Perda óssea da tábua bucal e risco de um defeito grave do periósteo após o tratamento

Factores influentes dos doentes

Tratar o paciente como um todo é importante quando se trata de determinar se uma abordagem cirúrgica ou não cirúrgica é a melhor. A microcirurgia endodôntica requer uma precisão significativa em alta ampliação para visualizar, aceder, preparar e preencher áreas muito pequenas e de difícil acesso sem margem para erros. Os seguintes factores baseados no paciente afectam a viabilidade da realização de uma microcirurgia endodôntica bem sucedida:

- Acesso cirúrgico adequado através do posicionamento do doente.
- Manutenção correta da posição do paciente com o mínimo de movimentos durante toda a consulta de tratamento cirúrgico.
- Capacidade de se sentar durante uma visita de tratamento prolongada que deve ser concluída do princípio ao fim sem a possibilidade de ser interrompida a meio.
- Reacções declaradas à epinefrina, essencial para uma hemostase adequada.
- Medicamentos essenciais que afectam a hemorragia e inibem a hemostase eficaz do local da cirurgia.

Condição do tratamento endodôntico anterior

O estado pré-tratamento do dente do ponto de vista endodôntico influencia a decisão de tratar cirurgicamente ou não cirurgicamente com base nos seguintes factores

- Endodontia prévia de má qualidade que pode ser melhorada utilizando as técnicas e tecnologias actuais.
- Restauração de má qualidade ou inadequada que resulta na contaminação do sistema de canais radiculares.
- Persistência da infeção fora das raízes, inacessível ao tratamento não cirúrgico.
- Complicações de um tratamento inicial mal sucedido, como canais bloqueados ou transportados de forma natural ou iatrogénica.

A microcirurgia endodôntica é uma opção para quase todos os dentes da arcada, com exceção da maioria dos segundos e terceiros molares maxilares e mandibulares. Em geral, os riscos associados ao procedimento são mínimos tanto para o dente como para o paciente, e os custos podem ser menores devido à falta de acompanhamento restaurador necessário. Embora, teoricamente, o retratamento endodôntico não cirúrgico seja preferível em todos os casos, a fim de retirar todo o espaço do canal, nem sempre é possível ou prático, e não está isento de riscos. É por isso que as indicações para a microcirurgia endodôntica são tão amplas. Quando os objectivos do tratamento podem ser satisfeitos para maximizar o sucesso e os estados periodontal e de restauração são estáveis, a microcirurgia endodôntica representa um dos meios mais previsíveis para eliminar a periodontite apical, tendo em conta os desafios anatómicos que os dentes têm, que tornam a terapia não cirúrgica ineficaz.

Anestesia e Hemostasia

Armamentarium:

- Cirurgia mandibular: agulhas de calibre 27 (1 polegada e 15/8 polegadas)
- Cirurgia do maxilar: Agulhas de calibre 30 (1 polegada)
- Lidocaína a 2% com solução anestésica de epinefrina 1:50000
- Micro pinças
- Pastilhas de epinefrina (Racellets)
- Solução de sulfato férrico (Cutrol ou Stasis)
- Dispositivo DentalVibe (DentalVibe Inc.)

Uma hemostase adequada é essencial para a microcirurgia. No passado, conseguir uma hemostasia eficaz era um desafio. Muitos cirurgiões endodônticos realizavam a cirurgia numa poça de sangue, adivinhando marcos e estruturas anatómicas. Para que a microcirurgia endodôntica seja bem-sucedida, o cirurgião precisa examinar a superfície da raiz em alta ampliação com o microscópio. É praticamente impossível fazer isso sem uma hemostasia eficaz. A solução anestésica de escolha para a cirurgia endodôntica é a Lidocaína 2% HCl com epinefrina 1:50000. Esta concentração elevada de epinefrina é preferida para a cirurgia porque produz uma vasoconstrição eficaz e duradoura através da ativação dos receptores α-adrenérgicos no músculo liso das arteríolas. Isto evita que o anestésico seja eliminado prematuramente pela microcirculação.[3]

Epinefrina

A epinefrina liga-se aos receptores adrenérgicos α-1, α-2, β-1 e β-2. Pode causar vasoconstrição ou vasodilatação, dependendo dos receptores a que se liga; os receptores α-1, α-2 e β-1 são responsáveis pela vasoconstrição, enquanto os receptores β-2 desencadeiam a vasodilatação. A epinefrina causa predominantemente vasoconstrição nos tecidos orais através da estimulação dos receptores α ligados à membrana no músculo liso vascular. Uma fonte de controvérsia duradoura em medicina dentária é o potencial da epinefrina para causar efeitos sistémicos quando utilizada em quantidades relativamente pequenas para anestesia local. Foi demonstrado que a epinefrina administrada por via submucosa provoca pouca ou nenhuma resposta do sistema cardiovascular. No entanto, quando uma dose idêntica é injetada diretamente na corrente sanguínea, a frequência cardíaca, o volume sistólico e, consequentemente, o débito cardíaco aumentam. Para evitar esta ocorrência, deve ser sempre utilizada uma seringa de aspiração para garantir que a epinefrina não é injectada acidentalmente na corrente sanguínea. Praticamente todos os efeitos adversos associados à epinefrina dependem da dose e da via de administração. Uma dose elevada injectada na corrente sanguínea pode ser fatal.[4]

Um campo seco é um requisito para uma microcirurgia apical bem-sucedida. O efeito de vasoconstrição da epinefrina 1:100000 não proporciona um nível suficiente de hemostase, o que significa que o cirurgião tem de parar o procedimento repetidamente para controlar a hemorragia. Isto é frustrante e consome muito tempo. Buckley e colaboradores forneceram fortes provas da necessidade de uma concentração mais elevada num estudo clínico de 10 doentes que necessitaram de cirurgia periodontal bilateral do quadrante posterior. Ocorreu quase o dobro da perda de sangue quando os pacientes foram anestesiados com epinefrina 1:100000 em comparação com epinefrina 1:50000. Estes investigadores observaram ainda que a perda de sangue reduzida com epinefrina 1:50000 manteve o local da cirurgia mais seco, reduzindo o tempo de operação. A hemostasia pós-operatória também foi melhor.

Fase pré-cirúrgica

Administração de anestésico local

Qualquer procedimento endodôntico requer anestesia local adequada, mas com a cirurgia endodôntica a hemostasia torna-se igualmente importante. Quando utilizados corretamente, os anestésicos locais conseguem atingir ambos os objectivos. Preparar o paciente para a anestesia é importante e pode reduzir significativamente a ansiedade do paciente. O primeiro passo consiste em assegurar ao doente que tudo será feito para o manter o mais confortável possível. De seguida, aplica-se um anestésico tópico, Lidocaína pomada USP, 5%, durante um mínimo de 1 a 2 minutos. Foi demonstrado que um doente inadequadamente anestesiado produz consideravelmente mais catecolaminas endógenas em resposta ao desconforto do que as contidas na solução anestésica, e uma hemostase inadequada conduz a um procedimento prolongado e difícil de controlar.

A menos que seja grave, uma perturbação cardiovascular não contra-indica automaticamente a utilização de anestésicos que contenham epinefrina. A consulta com um médico deve esclarecer esta questão e aliviar quaisquer preocupações que o doente possa ter. Alguns doentes podem afirmar que são "alérgicos à novocaína ou à epinefrina" ou que tiveram palpitações cardíacas após um procedimento em que foi utilizado um anestésico contendo epinefrina. Embora a preocupação do doente deva ser reconhecida, recomenda-se vivamente que a cirurgia seja efectuada apenas se puderem ser utilizados anestésicos que contenham um vasoconstritor. O doente deve ser informado da razão desta escolha.

Técnicas de injeção

A única forma de estabelecer a hemostase é administrar o vasoconstritor diretamente no local da cirurgia, embora se tenha demonstrado que um bloqueio do nervo alveolar inferior reduz o fluxo sanguíneo para a infiltração lingual, aumentando o efeito vasoconstritor no local da cirurgia. Qualquer que seja a técnica de injeção utilizada para a anestesia, a infiltração no local da cirurgia é sempre necessária para a hemostase. A hemostase adequada pode ser conseguida através da injeção de um vasoconstritor contendo anestésico (por exemplo, solução de lidocaína a 2% com 1:50000epinefrina) nos tecidos submucosos no local da cirurgia, pelo menos 20-30 minutos antes da incisão. A injeção nos tecidos moles ou ósseos após a incisão é inútil porque os potentes neuropeptídeos vasodilatadores no local da incisão anulam qualquer efeito vasoconstritor. Os locais de infiltração para a anestesia são no tecido conjuntivo frouxo da mucosa alveolar perto dos ápices radiculares. A injeção nos tecidos supraperiosteais mais profundos sobre o osso basal, em vez de no osso alveolar, pode não proporcionar um controlo hemostático no local da cirurgia, podendo, em vez disso, depositar o anestésico no músculo esquelético. Uma vez que o músculo esquelético tem uma predominância de receptores β-2, a injeção de epinefrina nesses locais produz vasodilatação em vez de vasoconstrição, pelo que deve ser evitada. Se o anestésico for injetado no músculo, não só a hemostase é inadequada, como também ocorre uma absorção mais rápida do anestésico e do vasoconstritor, aumentando o potencial de hemorragia substancial.

A anestesia deve ser distribuída por todo o campo cirúrgico, depositando-a em vários locais de infiltração. A injeção tem de ser lenta e controlada. A injeção rápida produz uma acumulação localizada da solução, resultando numa difusão tardia e limitada nos tecidos adjacentes, num contacto superficial mínimo com os canais microvasculares e neurais e numa hemostase inferior à ideal. A incisão inicial deve ser adiada durante pelo menos 15 minutos após a injeção, até que os tecidos moles em todo o local da cirurgia tenham branqueado.

Anestesia tópica

A maioria dos anestésicos tópicos no mercado são 20% de Benzocaína. Embora muitas vezes venham com sabores óptimos, não são muito eficazes a anestesiar os tecidos moles. A pomada de lidocaína a 5% ou a pasta EMLA (2,5% cada de lidocaína e prilocaína) são muito mais potentes. São aplicadas no local da injeção com uma compressa de algodão durante 1-2 minutos. Para uma injeção palatal, o anestésico tópico deve ser coberto com gaze ou, em alternativa, pode ser aplicado um penso de epinefrina.

Técnicas adicionais

Existem vários dispositivos novos disponíveis que tentam eliminar o desconforto de uma injeção, especialmente a injeção palatina. O sistema de conforto de injeção DentalVibe é um dispositivo portátil do tamanho de uma escova de dentes eléctrica que produz oscilações para mascarar a dor da injeção. A maior parte do desconforto da injeção provém da expansão do tecido à medida que a solução anestésica é injectada, e não da própria agulha. Uma vez que a mucosa palatina é muito espessa e existe pouco espaço entre a mucosa e o osso palatino, as injecções palatinas são talvez as mais dolorosas que administramos. O DentalVibe pode ser útil para reduzir significativamente o desconforto e a ansiedade associados à anestesia dentária. O sistema de anestesia de um único dente STA baseia-se na administração de anestesia local controlada por computador e também pode ser útil para minimizar o desconforto de uma injeção. Se o doente estiver muito ansioso, o cirurgião pode considerar a utilização de óxido nitroso em conjunto com um anestésico local. Isto assegura um maior conforto e cooperação do doente.

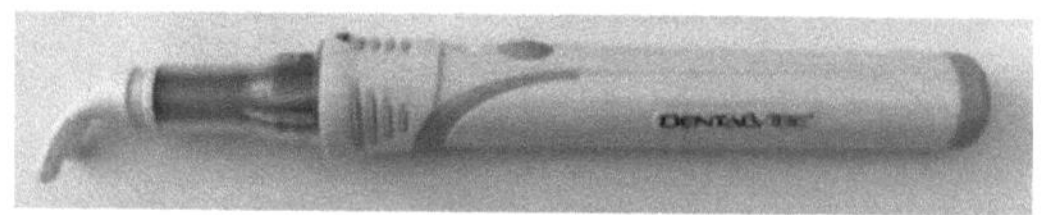

Dispositivo Dental Vibe

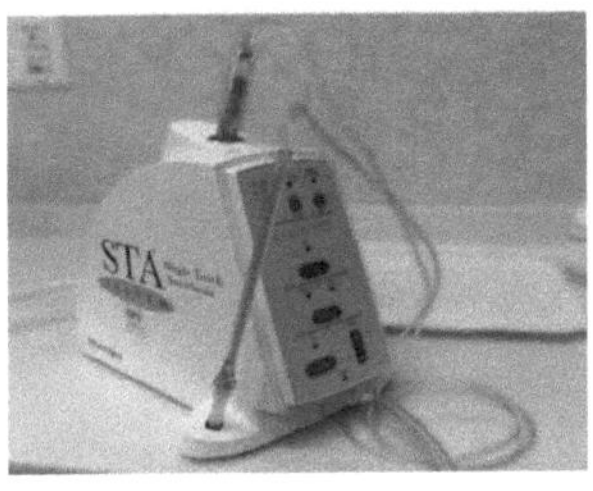

Sistema de anestesia dentária individual STA

Anestesia maxilar

A infiltração local na prega mucobucal sobre o ápice da raiz e nas áreas adjacentes mesial e distal é a anestesia mais eficaz para os dentes maxilares. Para cirurgia em dentes anteriores, um bloqueio suplementar pode ser administrado próximo ao forame incisivo para bloquear o nervo nasopalatino. A melhor técnica para esta injeção dolorosa é esperar que a infiltração vestibular faça efeito e depois injetar diretamente na papila entre os dois incisivos centrais, avançando do tecido vestibular para o palatino. Após 1 ou 2 minutos, a infiltração no forame incisivo deve ser muito mais confortável para o doente. Para uma cirurgia no quadrante posterior, o anestésico é injetado perto do forame palatino maior para bloquear o nervo palatino maior. Se o doente tiver um grande inchaço na região dos cúspides e pré-molares, a injeção de um bloqueio orbital inferior pode ser eficaz para obter uma anestesia completa e profunda nesta área. Após a aplicação do anestésico tópico, um carpule completo (1,8 ml) é injetado na área apical do dente e meio carpule (0,9 ml) é injetado nas áreas apicais adjacentes. Cerca de meio carpule (0,9 ml) é injetado no palato. As injecções devem ser administradas lentamente. Para evitar que a solução anestésica seja injectada num vaso sanguíneo, é utilizada uma seringa de aspiração com uma agulha curta de 1 polegada de calibre 30. A elevada concentração de vasoconstritor na solução anestésica administrada por fases proporciona não só uma anestesia profunda, mas também uma hemostase eficaz.

Após 20-30 minutos de espera, alguns doentes manifestam preocupação quanto ao facto de a anestesia se ter dissipado. Por conseguinte, pode ser administrada uma injeção suplementar de meio carpule para tranquilizar o doente.

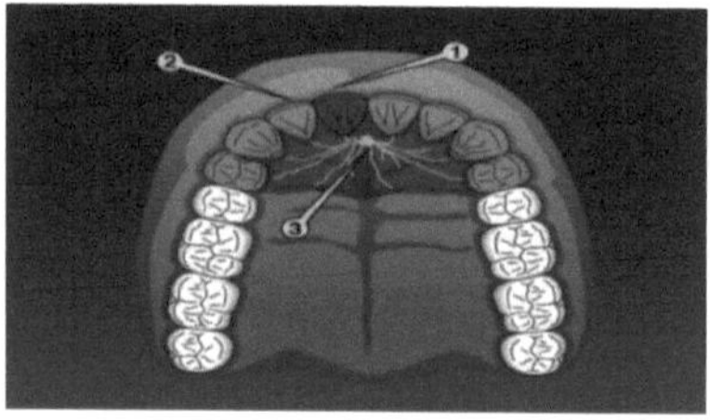

Injeção anterior no maxilar. A área anestesiada e os dentes são mostrados a cinzento

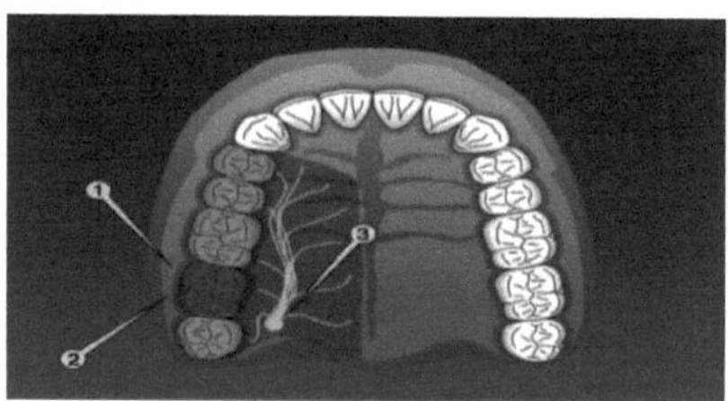

Injeção na área posterior do maxilar. A área anestesiada e os dentes são mostrados a cinzento.

Anestesia mandibular

Na cirurgia mandibular, o método mais eficaz é o bloqueio do nervo mandibular e bucal com uma infiltração mental flexível na prega mucobucal e na mucosa lingual. Um carpule de solução de Lidocaína HCl (Xilocaína) a 2% com epinefrina 1:50000 é administrado com uma agulha longa de 27gauge e 15⁄8 polegadas numa seringa de aspiração. Os estudos não mostram qualquer diferença no sucesso dos bloqueios mandibulares entre os vários tipos de anestésicos locais. Após o bloqueio mandibular, é injetado outro carpule na prega mucobucal, por vestibular e lingual do dente. Após 10 minutos, é efectuada outra injeção de infiltração de meio carpule.

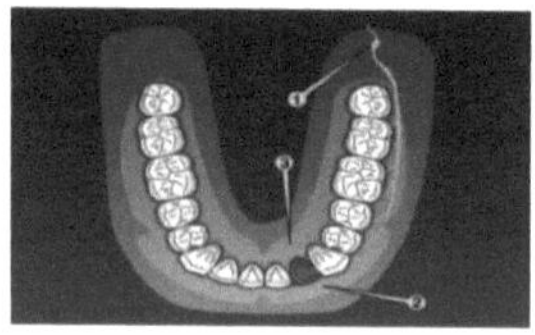

Injeção na zona anterior da mandíbula. A área anestesiada e os dentes são mostrados a cinzento.

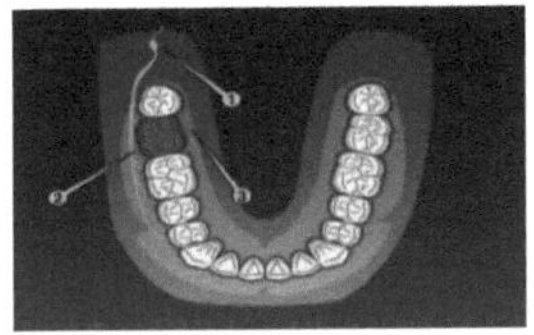

Injeção na área posterior da mandíbula. A área anestesiada e os dentes são mostrados a cinzento.

Cirurgia bilateral da mandíbula

Quando se opera em ambos os lados da mandíbula, por exemplo, em múltiplos dentes anteriores, não é aconselhável administrar um bloqueio mandibular bilateral para evitar complicações pós-operatórias devido à perda completa de sensibilidade na mandíbula. Um bloqueio do nervo mental pode ser usado como alternativa em um ou ambos os lados. Um bloqueio do nervo mental bem sucedido requer uma visualização clara do forame mental numa radiografia periapical ou panorâmica, ou numa TCFC. Uma vez conhecida a localização, o forame mental pode frequentemente ser palpado com um dedo enquanto a bochecha está retraída. Após a aplicação do anestésico tópico, a agulha de 30 gauge e 1 polegada é dobrada a quase 90 graus e a agulha é inserida lentamente em direção ao forame mental, partindo do aspeto distal para o aspeto mesial do forame. Manter o dedo sobre o forame enquanto se avança com a agulha serve de guia útil. O anestésico deve ser depositado na proximidade do forame. Deve ter-se o cuidado de não entrar no forame para evitar traumatizar o nervo mental.

Fase cirúrgica

Um dos erros mais comuns na cirurgia endodôntica é começar demasiado cedo após a administração da anestesia. É essencial que o cirurgião espere 20-30 minutos antes de iniciar o procedimento. Este tempo de espera é essencial para que o anestésico seja filtrado para o espaço medular da mandíbula para contrair os vasos localizados dentro do espaço, estabelecendo a hemostase. A hemorragia transforma qualquer procedimento cirúrgico num desafio. A hemostase eficaz é extremamente importante durante a microcirurgia endodôntica, para que o cirurgião possa identificar os pontos de referência anatómicos. A prioridade, portanto, é controlar eficazmente a hemorragia no local da osteotomia e no interior da cripta óssea. O próximo desafio é controlar o sangramento local menor. Se a hemorragia persistir, devem ser considerados hemostáticos tópicos.

Fase pós-cirúrgica

A hemostase tem de ser mantida mesmo após a cirurgia. Depois de o retalho ter sido suturado, coloca-se uma gaze húmida esterilizada sobre as suturas para controlar a saída de sangue do local da cirurgia e para ajudar a estabilizar o retalho.[5] A gaze deve ser mantida na prega mucobucal durante, pelo menos, 30 minutos e deve ser aplicado frequentemente um saco de gelo na bochecha. O doente deve ser avisado de uma possível hemorragia de ressalto no local da cirurgia, mesmo horas após a operação. Se tal ocorrer, o doente deve colocar um saco de chá molhado no local da cirurgia e aplicar suavemente um saco de gelo na bochecha afetada. O ácido tânico do chá é um adstringente. Combinado com uma ligeira pressão e com a vasoconstrição periférica provocada pelo saco de gelo, deverá parar a hemorragia. Quando se tratam mulheres idosas (50-70 anos) de pele branca, especialmente, devem ser alertadas para a possível descoloração do lado ipsilateral do local da cirurgia no pós-operatório. Este fenómeno pós-operatório é designado por equimose e desaparece em 2-3 semanas, não havendo complicações associadas a esta descoloração.

Desenho de retalho em microcirurgia endodôntica

Armamentarium

- Lâminas cirúrgicas15C,BB369
- Cabo de bisturi
- Pinça para tecidos

Na endodontia cirúrgica, existem duas categorias principais de retalhos:

1. Anestésico - retalho orientado a ser realizado na região anterior da boca que consiste numa incisão submarginal horizontal juntamente com uma ou duas incisões verticais de libertação.

2. Um retalho funcional orientado a ser realizado na região posterior da boca, ou quando indicado de outra forma, que consiste numa incisão sulcular horizontal juntamente com uma ou duas incisões verticais de libertação. A cirurgia em dentes anteriores, devido à posição das raízes e dos ápices radiculares, depende de um acesso direto à lesão apical. Além disso, a estética do tecido mole torna-se uma prioridade. Na região molar, a estética dos tecidos moles desempenha um papel secundário, sendo o foco o acesso cirúrgico conveniente e adequado aos ápices radiculares que permite uma cirurgia endodôntica mais rápida e sem complicações.

Contorno da aba

Existem quatro desenhos principais de retalho na microcirurgia endodôntica:

1. retalho retangular submarginal.

2. retalho triangular submarginal.

3. aba retangular sulcular.

4. retalho triangular sulcular.

O contorno do retalho, se retangular ou triangular, depende principalmente do comprimento das raízes, da proximidade de estruturas anatómicas e da conveniência de alcançar a área apical do dente ou dentes tratados. O retalho retangular consiste em duas incisões verticais de libertação, que são geralmente colocadas um dente mesial e distal ao dente tratado. O retalho retangular é geralmente utilizado quando um ou mais dentes na região anterior estão a ser tratados ou quando existe uma raiz muito longa, como um canino superior[6] . O tipo de retalho submarginal retangular é geralmente indicado quando as preocupações estéticas desempenham um papel primordial, como na presença de dentes anteriores suportados por coroas. A incisão submarginal horizontal é efectuada dentro da gengiva anexa. Para avaliar corretamente a gengiva aderida, é aconselhável realizar a sondagem periodontal dos dentes envolvidos após anestesia local. Quando os tecidos moles estão devidamente anestesiados, a profundidade do sulco gengival e as dimensões da gengiva aderida podem ser avaliadas com mais precisão. O desenho do retalho submarginal triangular é indicado no tratamento de dentes anteriores com raízes curtas e suportados por coroas. Um retalho triangular é usado quando a região apical do dente tratado pode ser convenientemente alcançada por incisão com apenas um corte vertical. Quando o retalho intra-sulcular é corretamente incisado e reposicionado, a sua cicatrização depende da intenção primária, mesmo na presença de dentes suportados por coroas.

 Uma incisão sulcular retangular é geralmente indicada quando os dentes não estão cobertos por coroas, ou quando é necessário expor completamente a face vestibular da raiz para verificar uma potencial fratura vertical ou perfuração. O corte é efectuado através da inserção da lâmina no sulco gengival, cortando as fibras do ligamento periodontal até à crista óssea. A lâmina disseca totalmente as papilas e o corte deve estender-se lingualmente até à zona média do espaço interdentário. Um retalho sulcular triangular é frequentemente indicado quando os dentes não estão cobertos por coroas e é geralmente utilizado na região posterior. No tratamento de molares inferiores e bicúspides, a incisão vertical deve ser colocada um ou mais dentes mesialmente ao forame mental e de acordo com o comprimento e a direção das raízes e dos vasos sanguíneos periosteais. Quando o retalho sulcular é corretamente incisado e reposicionado, a sua cicatrização baseia-se na intenção primária. Deve ser dada especial atenção à situação estética em pacientes com uma linha de sorriso alta e um biótipo periodontal fino e recortado versus um biótipo periodontal espesso e plano.

Gestão de papilas

É fundamental gerir corretamente as papilas quando estas são incluídas na incisão. Para um desenho de retalho sulcular, a incisão vertical deve juntar-se à incisão horizontal lateral à papila num ângulo de 90 graus. Este tipo de junção entre as incisões vertical e horizontal assegura um fornecimento adequado de sangue tanto ao tecido libertado como aos tecidos adjacentes, evitando assim a recessão da papila. Quando as papilas estiverem completamente elevadas, deve ser colocada uma incisão sulcular o mais lingualmente possível, com dissecção e elevação cuidadosas, utilizando instrumentos específicos. Isto evitará a formação de cicatrizes na papila, um fenómeno conhecido como formação de papila dupla.[7] A cicatrização de uma papila totalmente elevada é normalmente isenta de complicações, e espera-se a reconstituição dos tecidos moles interdentários. A recessão da papila pode ocorrer quando o tecido é pouco queratinizado, na presença de uma papila muito fina, ou quando os tecidos moles não são cuidadosamente geridos.

Incisão

Para obter um contorno adequado do retalho, qualquer incisão tem de ser efectuada cortando totalmente a gengiva, a mucosa e o periósteo em direção ao osso. Idealmente, isto deve ser conseguido num único golpe. Os primeiros 2 mm da lâmina proporcionam a verdadeira ação de corte e têm contacto direto com o osso. As incisões sulculares e verticais são geralmente efectuadas com uma lâmina Bard-Parker 15C. As incisões submarginais e as incisões ao nível da papila são efectuadas com uma lâmina 15C Bard-Parker ou com uma microblade BB369, consoante a largura e o tamanho da papila. Uma micro-lâmina tem a vantagem de minimizar o trauma, especialmente na presença de tecidos finos ou pouco queratinizados, o que é particularmente comum num biótipo periodontal de escamas finas (Figura 6.10). A utilização de uma micro-lâmina em combinação com a reposição adequada e o encerramento da ferida resulta numa cicatrização sem cicatrizes. Isto é particularmente importante com a cirurgia nos dentes anteriores ou quando a estética desempenha um papel primordial, como descrito acima.

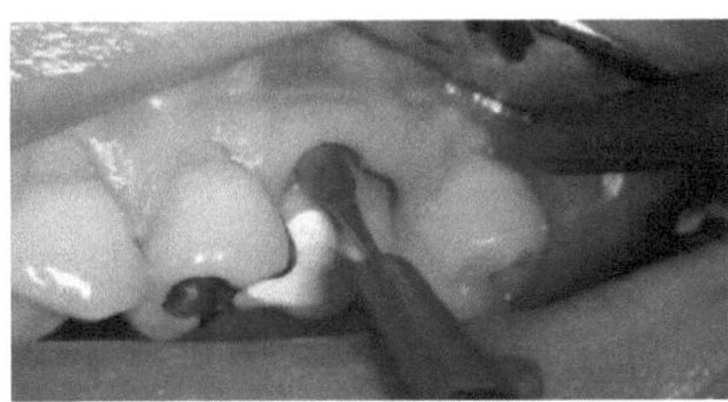

Incisão de tecido fino ou pouco queratinizado com uma micro-lâmina

Elevação da aba

A gestão adequada dos tecidos moles envolve uma elevação precisa e uma retração cuidadosa. Depois de o tecido mole ter sido incisado, a elevação do retalho é efectuada utilizando instrumentos que separam a submucosa do periósteo. A elevação do tecido mole progride horizontalmente, de mesial para distal, num movimento lento, de vaivém e de empurrão, seguindo o contorno da placa cortical subjacente[8] . É necessário ter muito cuidado para colocar a parte côncava do instrumento virada para o osso e a parte convexa do instrumento virada para a submucosa. Deve ser dada especial atenção durante a elevação da papila. É aconselhável utilizar elevadores de tecido pequenos e afiados. Os elevadores pequenos podem entrar lateralmente na papila e permitir uma progressão lingual após a incisão com o bisturi. Quando a papila estiver completamente elevada, o instrumento progride apicalmente e distalmente.

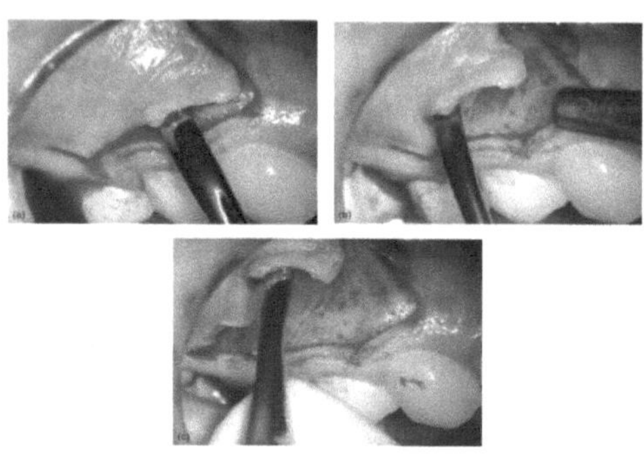

Sequência de elevação dos tecidos moles

Retração do retalho

A retração de um retalho elevado é realizada tanto pelo cirurgião como pelo assistente. Uma retração suave minimiza o edema pós-operatório, promove uma sequela sem complicações e contribui para uma cicatrização estética. Em situações de grande proximidade com o nervo mental, o manuseamento cuidadoso dos afastadores também minimiza o traumatismo por pressão nos tecidos nervosos, que pode resultar em parestesia temporária, bem como em edema dos tecidos moles circundantes.

Os retractores devem permitir um bom alinhamento com o contorno anatómico dos tecidos ósseos. Os retractores anatómicos são também caracterizados por um bordo de trabalho serrilhado fino, concebido de acordo com os contornos do osso, incluindo quaisquer eminências e concavidades. O apoio correto dos instrumentos no osso sadio reduz a fadiga do operador e do assistente e permite um procedimento mais eficiente e seguro.

Osteotomia

Uma osteotomia, que implica a remoção da placa cortical para expor a extremidade da raiz, deve ser abordada de forma deliberada e cuidadosa, para que a osteotomia seja feita exatamente nos ápices. O primeiro passo consiste em efetuar radiografias perpendiculares às raízes em dois ângulos diferentes, para verificar o comprimento das raízes, a curvatura das raízes, a posição dos ápices em relação às pontas das cúspides e o número de raízes. Finalmente, a proximidade dos ápices com os ápices dos dentes adjacentes, a proximidade do forame mental, o nervo mandibular e o espaço sinusal podem ser verificados. No entanto, estamos agora a contar com a CBCT. Uma vez levantado o retalho, a imagem mental das radiografias deve ser sobreposta à placa cortical.

Distinção entre osso e ponta da raiz

O objetivo de utilizar o microscópio para fazer a osteotomia é distinguir claramente a ponta da raiz do osso circundante. A raiz tem uma cor mais escura, amarelada e é dura, enquanto o osso é branco, macio e sangra quando raspado com uma sonda. Quando não é possível distinguir a ponta da raiz do osso circundante, o local da osteotomia é corado com azul de metileno, que cora preferencialmente o ligamento periodontal. A ausência de uma coloração distinta do PDL em ampliação média ($\times 10$ a $\times 12$) indica que a ponta da raiz é muito pequena em relação à osteotomia. O cirurgião deve estar muito atento até mesmo à menor irregularidade no osso, que geralmente é a ponta da raiz. A vantagem de utilizar o microscópio para este procedimento é a remoção mínima de estrutura óssea saudável. Esta osteotomia mais conservadora resulta geralmente numa cicatrização mais rápida e, consequentemente, num maior conforto para o paciente. Fases da criação de uma osteotomia ao microscópio. A principal razão para utilizar o microscópio nesta fase é identificar a ponta da raiz e, assim, minimizar a remoção desnecessária de osso cortical. Este procedimento ilustra na perfeição o princípio principal da microcirurgia: a remoção completa da patologia com o mínimo de remoção ou danos nas estruturas de tecido saudável.

Situações clínicas para microcirurgia endodôntica

As três situações clínicas mais comuns para a microcirurgia endodôntica são as seguintes:

1. Uma placa cortical intacta com uma lesão peri-apical muito pequena ou inexistente.

2. Uma placa cortical intacta com uma lesão peri-apical distinta.

3. Uma fenestração através da placa cortical que conduz ao ápice.

Placa cortical intacta sem uma lesão periapical radiográfica

A cirurgia geralmente não é realizada se uma lesão periapical não aparecer na radiografia ou na TCFC. Uma exceção é um paciente com desconforto inalterado após o tratamento endodôntico ou um dente com erros de procedimento que não podem ser corrigidos sem cirurgia. Na maioria dos casos, o desconforto persistente, a sensibilidade à percussão e a palpação são indicadores igualmente importantes de patologia periapical. A utilização da TCFC é necessária para a descoberta de tais lesões.

Do ponto de vista cirúrgico, a região do molar inferior é a mais desafiante, porque o cirurgião tem de ter a certeza da localização exacta do ápice. Uma boa analogia é a descida de um mergulhador para um alvo através de águas turvas. Não é raro que uma osteotomia se torne excessivamente grande devido à dificuldade em identificar o ápice da raiz. Tal como descrito na secção anterior, a utilização da CBCT, de radiografias em vários ângulos e de um marcador radiopaco, juntamente com a coloração com azul de metileno, são ajudas essenciais para determinar com precisão a posição dos ápices e para efetuar uma osteotomia conservadora. O comprimento da raiz e a posição da ponta da raiz em relação à ponta da cúspide e às raízes adjacentes devem ser verificados por TCFC antes de efetuar a osteotomia.

Placa cortical intacta com uma lesão periapical

A placa cortical intacta com uma lesão periapical é a situação mais comum na endodontia cirúrgica. Em muitos casos, uma sonda penetra através da cortical fina até à lesão. Esta placa cortical fina é removida com um mini rongeur ou curetas. Posteriormente, o limite da lesão é definido com uma peça de mão cirúrgica a 45 graus e água de arrefecimento abundante, e o tecido mole é removido. Ocasionalmente, a placa cortical que cobre a lesão é espessa e parece estar intacta. A perfuração do osso com um Lindemann numa peça de mão cirúrgica de 45 graus fornecerá um ponto de referência importante a partir do qual a osteotomia pode ser cuidadosamente alargada. O tamanho da lesão é sempre maior do que aparece na radiografia. Este fenómeno resulta do facto de a lesão começar no osso medular e progredir para o osso cortical, onde o dano é, portanto, menor.

Fenestração através da placa cortical que conduz ao ápice

Se a fístula existir diretamente sobre a raiz afetada, o procedimento é simples. A osteotomia pode ser realizada de forma rápida e precisa, seguindo o trajeto da fístula e estendendo a osteotomia para expor a lesão e fornecer acesso para a preparação retro. No entanto, em muitas situações, as fístulas não saem no local da patologia, mas perto de um dente adjacente. Neste caso, para evitar a remoção excessiva de osso saudável, são necessárias medições cuidadosas utilizando a TCFC para preparar a osteotomia diretamente sobre a raiz.

Tamanho ótimo da osteotomia

O tamanho de uma osteotomia depende principalmente do tamanho dos instrumentos. A cirurgia endodôntica tradicional utiliza instrumentos relativamente grandes. Consequentemente, o tamanho da osteotomia será grande - aproximadamente 10 mm de diâmetro para permitir que o cirurgião visualize e trate os ápices com um espelho convencional e uma micro peça de mão. A remoção de tanta placa vestibular saudável tem um custo: a cicatrização é sempre mais lenta e muitas vezes dolorosa, e a cicatrização incompleta causa frequentemente complicações pós-operatórias. O microscópio também alterou as percepções. Uma vez que mesmo uma osteotomia pequena parece grande em ampliações maiores ($\times 8$ a $\times 16$), há uma tendência para querer tornar a osteotomia ainda mais pequena. Com a disponibilidade de instrumentos microcirúrgicos, o critério de tamanho para uma osteotomia é apenas suficientemente grande para manipular livremente as pontas ultra-sónicas dentro da cripta óssea. Uma vez que o comprimento de uma ponta de ultra-sons é de 3 mm, o diâmetro ideal de uma osteotomia é de cerca de 4 mm, deixando apenas espaço suficiente para manipular a ponta de ultra-sons e os microinstrumentos dentro dos seus limites.

Modificação da osteotomia do buraco da fechadura

Nalguns casos, é indicada uma retrogradação mais profunda do que 3 mm no canal, especialmente quando se realizam cirurgias apicais em dentes anteriores. Pontas ultra-sónicas retrógradas que podem ter até 9mm de comprimento podem ser usadas para tais preparos. Essas pontas não caberão na osteotomia de 4 mm sugerida pelos autores. Uma modificação da osteotomia através da criação de uma extensão vertical estreita da osteotomia na direção apical criará espaço suficiente para encaixar a ponta com um mínimo de remoção de tecido ósseo.[9]

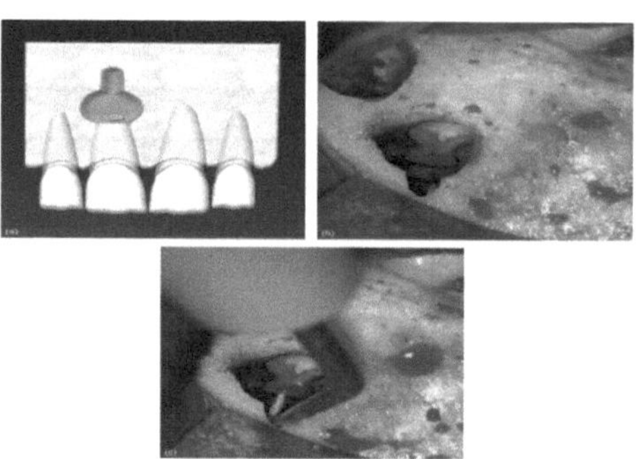

(a) Desenho esquemático que ilustra a modificação da osteotomia do orifício chave para acomodar a ponta mais longa sem aumentar o tamanho da osteotomia. (b) Modificação do orifício em chave numa osteotomia para a raiz mesial do dente #30. A modificação do orifício chave permitirá que a ponta ultra-sónica se aproxime das raízes sem sacrificar excessivamente qualquer estrutura óssea extra.

Técnica de janela óssea

Nos casos em que não há fenestração da placa cortical vestibular detetável, ou em que se espera uma placa cortical espessa, por exemplo, segundos molares inferiores, os autores sugerem uma nova técnica, que tem como objetivo preservar a placa cortical vestibular e promover uma cicatrização mais rápida. É utilizado um dispositivo de cirurgia piezoeléctrica, que resseca os tecidos ósseos com elevada precisão, enquanto o tecido mole circundante permanece intacto. Utilizam-se pontas de serra mais longas e finas de 10 mm, recentemente concebidas, para criar uma janela óssea de forma retangular para descobrir a área da lesão e os ápices das raízes.[10] As paredes da janela vestibular devem ser cortadas de forma a convergirem da superfície exterior para a superfície interior, criando um assento de descanso que evita que a placa se afunde internamente quando reposicionada. São criados dois pequenos orifícios redondos na placa antes de a remover. Estes orifícios ajudarão mais tarde a manter uma boa circulação no local da cirurgia. A peça da janela óssea é colocada na solução salina equilibrada de Hanks (HBSS) até ao final do procedimento cirúrgico. Quando o procedimento apical estiver concluído, a placa óssea vestibular é reposicionada, estabilizada com uma membrana e coberta com uma membrana reabsorvível antes de reposicionar o retalho. O paciente é aconselhado a não pressionar a janela óssea durante o período de cicatrização.

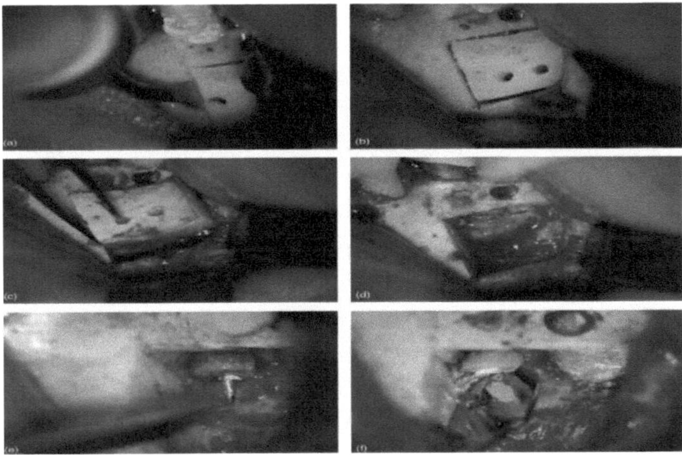

Procedimento de janela óssea passo a passo: (a) serra de osso a preparar a janela; (b) janela óssea concluída; (c) janela óssea a ser removida; (d) tecido de granulação exposto; (e) preparação ultra-sónica da ponta da raiz ressecada; (f) preenchimento da extremidade da raiz com biocerâmica.

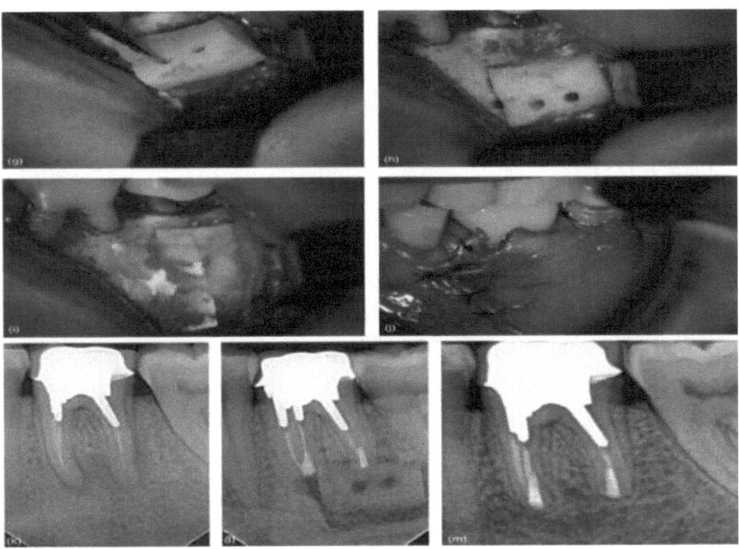

(Continuação) (g) Janela óssea a ser substituída; (h) Janela óssea substituída com uma cunha na membrana de colagénio; (i) duas membranas de colagénio colocadas sobre a janela óssea; (j) suturas colocadas; (k) radiografia pré-operatória; (l) radiografia pós-operatória; (m) radiografia de recordação de três anos.

Ressecção da extremidade da raiz

Quando o tecido de granulação é removido até ao ponto em que o ápice da raiz é claramente identificado, 3 mm da ponta da raiz são ressecados perpendicularmente ao eixo longo da raiz. Para efetuar esta operação de forma eficaz, deve ser utilizada uma broca Lindemann numa peça de mão com ângulo de 45 graus, N45S ou uma peça de mão com ângulo semelhante, utilizando uma pulverização abundante de água. Como regra prática, 3 mm de ressecção da raiz equivalem aproximadamente ao dobro da largura de uma broca Lindemann.[11] Após a ressecção da extremidade da raiz, a remoção completa de todo o tecido de granulação é facilitada, uma vez que muitas vezes há tecido de granulação remanescente atrás da ponta da raiz. A literatura endodôntica das últimas duas décadas sustenta várias razões para a ressecção da parte apical da raiz durante a cirurgia periapical:

- Remoção de processos patológicos.
- Remoção de variações anatómicas (deltas apicais, canais acessórios, ramificações apicais, curvas severas).
- Remoção de acidentes iatrogénicos (saliências, bloqueios, perfurações, perfurações em tira, instrumentos separados).
- Melhoria da remoção do tecido de granulação.
- Acesso ao sistema de canais quando o acesso coronal está bloqueado ou quando o acesso coronal com retratamento não cirúrgico é considerado pouco prático, demorado e demasiado invasivo.
- Criação de um selo apical.
- Avaliação do selamento apical. Redução de ápices radiculares fenestrados. Ocorre principalmente nos pré-molares superiores e nos primeiros molares superiores, mas pode ocorrer em qualquer parte da dentição. Está associada a sintomas de sensibilidade à palpação no local da fenestração. Nestes casos, os ápices fenestrados são ressecados até ao nível do osso, de modo a que toda a circunferência da raiz seja envolvida por osso. Desta forma, as raízes ficam completamente cobertas por osso após a cicatrização, o que, na maioria das vezes, leva à eliminação dos sintomas pré-operatórios.
- Avaliação de fracturas radiculares verticais completas ou incompletas. A presença de uma fratura pode explicar os casos em que a obturação do canal radicular é considerada satisfatória radiograficamente, mas há persistência de sintomas clínicos. A ressecção da extremidade da raiz, a coloração com um corante, como o azul de metileno, e a inspeção irão

expor estas fracturas que, de outra forma, não são detectadas na radiografia pré-operatória.

Ressecção da extremidade da raiz: Bisel íngreme versus bisel raso

Com uma técnica cirúrgica tradicional, recomendava-se que o ângulo de ressecção da extremidade da raiz fosse de 45 graus a 60 graus a partir do eixo longo da raiz, virado para o aspeto vestibular ou facial da raiz. O único objetivo deste bisel íngreme era proporcionar uma maior visibilidade direta da superfície da raiz cortada e permitir ao cirurgião efetuar uma preparação da extremidade da raiz com uma broca numa peça de mão angulada de alta ou baixa velocidade. No entanto, não existe qualquer justificação biológica para criar um bisel acentuado na extremidade da raiz ressecada. Quanto mais acentuado for o bisel, maior será o potencial para a ocorrência de uma das seguintes complicações:

- Danos ou remoção desnecessária do osso de suporte bucal. Uma razão comum para o insucesso da cirurgia era uma osteotomia grande e um ângulo de bisel agudo com a consequente comunicação endodôntica-periodontal. Com a utilização de instrumentos microcirúrgicos modernos e do microscópio cirúrgico, esta necessidade de uma remoção excessiva de osso saudável já não se justifica.
- Ressecção incompleta da raiz. Isto pode levar à ausência total dos canais principais ou à ausência de quaisquer canais laterais ou ramificações. Isto pode ocorrer particularmente em raízes que se estendem bastante profundamente para a língua, como as raízes de um molar mandibular.
- Anatomia do canal radicular não visível no aspeto lingual/palatino da raiz. Normalmente, um bisel num ângulo de 45 graus numa raiz larga ou ovalada pode revelar o canal bucal, enquanto o canal lingual ou os canais acessórios que emergem dos canais principais numa direção lingual podem não ser detectados.

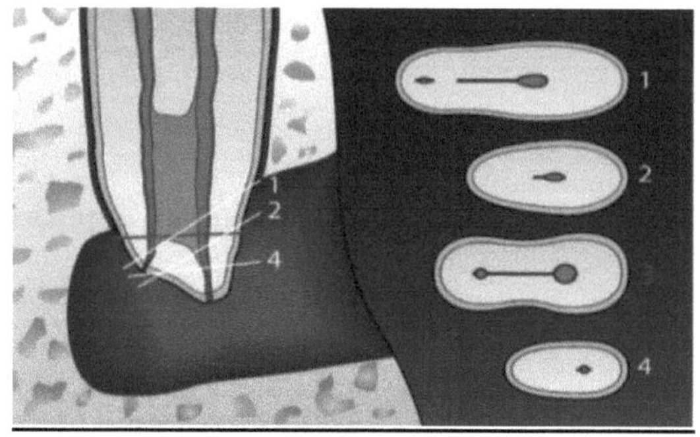

Normalmente, um bisel num ângulo de 45 graus numa raiz larga ou ovalada pode revelar o canal vestibular, enquanto que o canal lingual ou os canais acessórios que emergem dos canais principais na direção lingual podem não ser detectados. Corte ideal sem bisel

- A desorientação espacial do operador relativamente ao verdadeiro eixo longo do sistema de canais pode ser o resultado do bisel longo. Este facto aumenta o risco de perfurações das paredes dentinárias linguais ou palatinas durante a preparação da extremidade radicular.
- Os túbulos dentinários mais expostos na superfície da raiz cortada podem estar associados a um maior risco de microinfiltração bacteriana no pós-operatório.

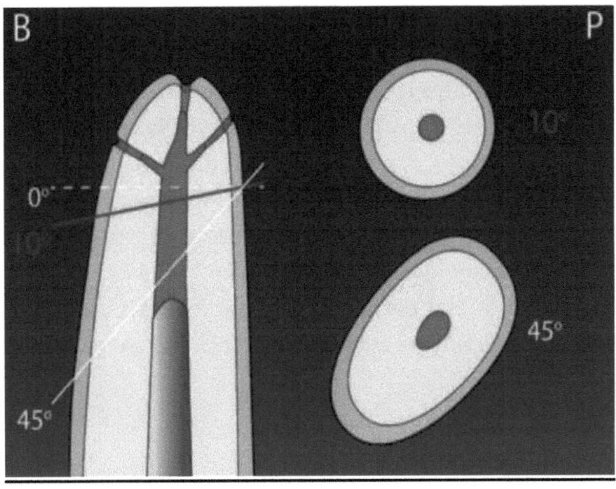

Um bisel com ângulo de 45 graus está associado a mais túbulos dentinários expostos na superfície da raiz cortada, o que pode estar associado a um maior risco de microinfiltração bacteriana no pós-operatório.

Pelo contrário, a microcirurgia sugere um bisel de 0 graus, perpendicular ao longo eixo do dente.

Um bisel de 0 graus cumpre os seguintes requisitos:

- Preservação do comprimento da raiz.
- Menos hipóteses de falta de anatomia lingual e de canais acessórios múltiplos.
- Ressecção completa da extremidade da raiz.
- Túbulos dentinários menos expostos.
- Os túbulos dentinários estão orientados mais perpendicularmente ao longo eixo do dente e, por isso, um bisel curto expõe menos túbulos.
- É mais fácil efetuar uma preparação da extremidade da raiz coaxialmente com a raiz. O preparo da extremidade da raiz deve ser mantido dentro do longo eixo da raiz para evitar o risco de perfuração. Quanto mais longo for o bisel, mais difícil será orientar e efetuar um preparo coaxialmente com o dente (ver a secção sobre o preparo da extremidade radicular.

Foi referido que o retratamento não cirúrgico seguido de ressecção da extremidade da raiz sem obturação da extremidade da raiz é uma opção de tratamento alternativa aceitável.[12] A validade desta afirmação deve ser posta em causa. A remoção dos tecidos periapicais doentes por curetagem perirradicular elimina apenas o efeito da fuga, não a causa. Assim, a eliminação da lesão perirradicular provavelmente resultará na recorrência da lesão. Inicialmente, pode haver uma cessação dos sintomas e uma melhoria radiográfica, mas isto é apenas temporário. Após a realização de uma osteotomia de pequeno porte, ressecção completa da extremidade da raiz e remoção de todo o tecido de granulação, a hemostasia deve ser restabelecida. O sangramento ocorre apesar do efeito vasoconstritor do agente anestésico.[13] É imperativo que o operador mantenha o controlo total do ambiente cirúrgico. Por este motivo, cada passo deve ser executado na íntegra antes de se avançar para o passo seguinte.

Inspeção da superfície da raiz ressecada:

<u>Importância do Istmo</u>

Coloração com azul de metileno (MBS)

O MBS apenas descolora substâncias orgânicas. Delineia rapidamente o PDL com uma cor azul profunda, mas também cora istmos, canais acessórios, linhas de fratura ou linhas de fratura completas (não linhas de craze) e revela micro lacunas na obturação, transporte, áreas de microinfiltração, microfracturas, má adaptação dos materiais de obturação do extremo da raiz, bem como qualquer tipo de perturbação na integridade da dentina.[14] Desta forma, a capacidade do cirurgião para ver estas entidades é melhorada. Para definir claramente todas as estruturas anatómicas mencionadas durante a inspeção, o azul de metileno deve ser utilizado da seguinte forma:

- A superfície deve estar seca antes da aplicação do MBS.
- O MBS é aplicado com uma ponta de microaplicador, saturando a superfície e o PDL e deixando-o sem perturbações durante 10-15s.
- Todas as manchas são depois lavadas com soro fisiológico isotónico e secas cuidadosamente com um irrigador/secador Stropko.
- Toda a área corada é inspeccionada com uma ampliação elevada do microscópio, superior à das restantes etapas do procedimento (16 a 25 ×).

Em seguida, um microespelho é colocado a 45 graus da superfície ressecada e a vista reflectida da superfície da raiz mostra todos os detalhes anatómicos do sistema de canais.

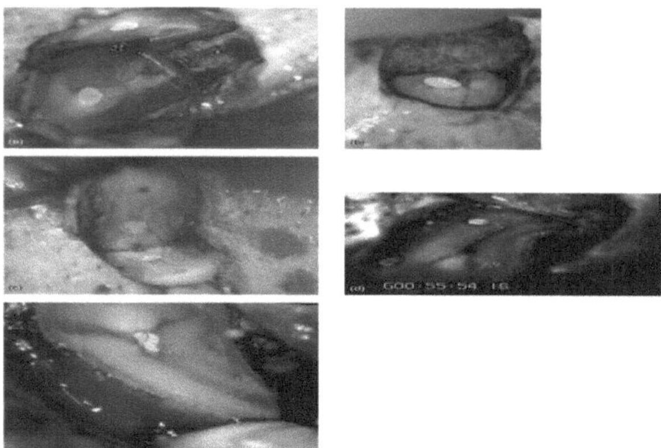

A inspeção é feita sob uma grande ampliação do microscópio (×16 a ×26). (a) Canal lingual perdido e istmo não preparado; (b) fratura vertical da raiz; (c) múltiplos canais acessórios; (d) istmo não preenchido; (e) canal vestibular perdido.

Todos estes achados são razões óbvias para o insucesso do tratamento endodôntico não cirúrgico. Uma inspeção cuidadosa é fundamental para o sucesso da cirurgia. Este passo torna-se mais importante em casos cirúrgicos anteriores falhados, em que a causa do insucesso tem de ser identificada. Um estudo recente mostrou que muitas das razões para o insucesso de um procedimento cirúrgico envolvem uma falha na inspeção e na identificação da causa do insucesso. É claramente demonstrado que, devido à falta de uma inspeção cuidadosa ao microscópio, a cirurgia apical tradicional pode ser um procedimento altamente inadequado e imprevisível.

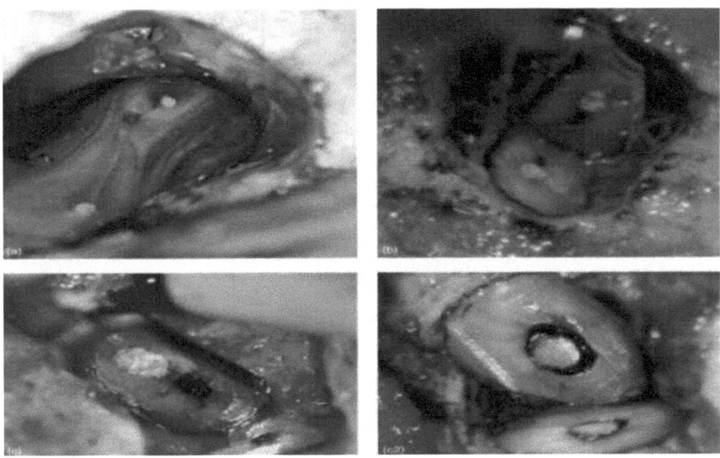

A inspeção revela razões óbvias para o fracasso do tratamento endodôntico. (a) Canal mesial médio perdido e istmo não preparado; (b) transporte do canal; (c) uma lacuna na obturação.

As descobertas e os detalhes anatómicos que podem ser identificados durante a inspeção foram classificados em macro e micro descobertas. Os achados macro incluíam istmos e canais perdidos, enquanto os achados micro incluíam linhas de craquelé, que são definidas como linhas escuras que parecem perturbar a integridade da dentina, fissuras, áreas de dentina "fosca" e lacunas.[15] A dentina "fosca" foi definida como uma dentina esbranquiçada ou opaca, em oposição à dentina normal acinzentada ou amarelada, e não pode ser corada com MBS. Um diagnóstico diferencial cuidadoso entre uma linha de fissura e uma linha de fratura pode ser feito com um microexplorador e coloração com MBS. A linha de fratura é uma linha de fissura na superfície da dentina e o microexplorador fica preso ao raspá-la. As linhas de fratura têm de ser eliminadas, ao contrário das linhas de fissura. As linhas de fratura são coradas pelo MBS, enquanto as linhas de fissura não o são. Para além destas entidades, uma inspeção cuidadosa pode revelar canais calcificados, materiais de obturação de extremidades radiculares anteriores com fugas, fragmentos de limas separados, canais acessórios múltiplos não detectados, partes não preparadas do canal que se estendem do canal principal para o lado lingual ou palatino, particularmente em dentes com raízes de forma oval, tais como pré-molares ou a raiz distal de um molar inferior.

Istmo

O termo "Istmo" deriva da palavra grega, que descreve uma faixa estreita de terra que liga duas massas de terra maiores.[16] Em termos endodônticos, um istmo é definido como uma comunicação estreita, em forma de fita, entre dois canais radiculares que contém polpa ou tecido derivado da polpa. Frequentemente, um dente com uma raiz ovalada fundida tem uma ligação em forma de teia entre dois canais. Essa conexão é chamada de istmo, e pode ser completa ou parcial. A identificação e o tratamento do istmo não estavam presentes na antiga cirurgia apical tradicional.

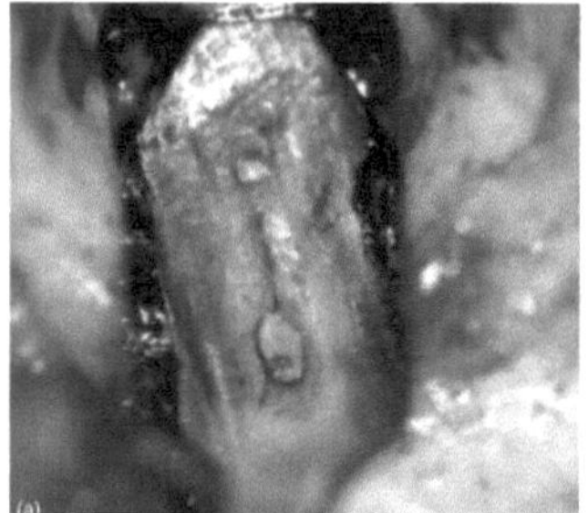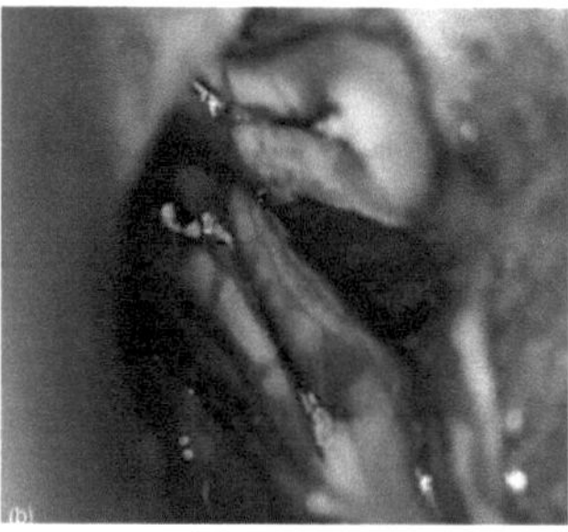

São observados vários tipos de istmos em todas as superfícies radiculares ressecadas dos dentes

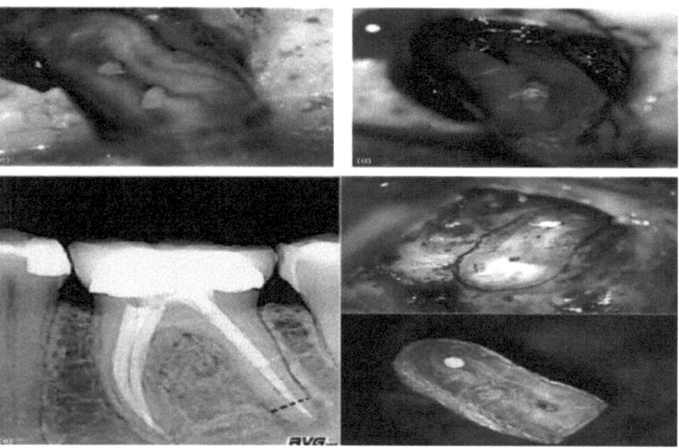

(Continuação)

Tipos de Istmo

O istmo foi classificado por Weller et al. (1995) como completo ou parcial. Um istmo completo era aquele com uma abertura contínua e estreita entre os dois canais radiculares principais. Um istmo parcial foi definido como uma comunicação incompleta com uma ou mais aberturas patentes, através da secção, entre os dois canais principais. A abertura pode ser de qualquer tamanho. Hsu e Kim (1997) descreveram cinco tipos diferentes de istmo. O tipo I foi definido como dois ou três canais sem comunicação percetível. O tipo II foi definido como dois canais que tinham uma conexão definida entre os dois canais principais. O tipo III difere do tipo II pelo facto de existirem três canais em vez de dois. As formas em C incompletas com três canais também foram incluídas num istmo de tipo IV. O tipo V é identificado como uma verdadeira ligação ou corredor em toda a secção.

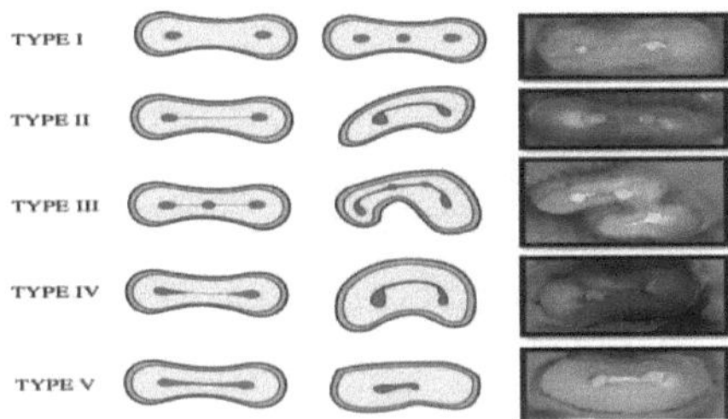

Tipos de istmos: tipo I, dois ou três canais sem comunicação percetível; tipo II, dois canais com uma ligação definida entre os dois canais principais; tipo III difere do tipo II na medida em que existem três canais em vez de dois; tipo IV são canais que se estendem para a zona do istmo; tipo V, uma verdadeira ligação ou corredor em toda a secção.

Incidência

No nível de 3mm a partir do ápice original, um istmo foi encontrado em 90% das raízes mesiovestibulares dos primeiros molares superiores, 30% dos pré-molares superiores e inferiores, e mais de 80% das raízes mesiais dos primeiros molares inferiores.[17] Todas essas evidências mostram que o istmo é uma parte do sistema de canais e não uma entidade separada. Portanto, ele deve ser limpo, modelado e preenchido da forma mais completa possível. O cirurgião deve estar ciente da alta incidência de istmos em pré-molares e molares ao realizar a cirurgia apical. Mesmo os anteriores mandibulares apresentam istmos nos casos em que o insucesso da terapia endodôntica persiste apesar de uma excelente obturação radiográfica do canal radicular.

Achados histológicos do Istmo

Um exame histológico da superfície radicular ressecada onde se encontra um istmo revelou alguns achados interessantes e importantes. Os istmos estão presentes em qualquer sítio à volta dos canais principais e a sua forma é diversa. Mesmo um pequeno ponto sob alta ampliação mostrou uma enorme concentração de bactérias e seus subprodutos, como mostrado na MET. Assim, não podemos ignorar nem mesmo um ponto na superfície da raiz ressecada durante a cirurgia. Assim, a limpeza adequada destes istmos utilizando uma ponta de ultra-sons durante a cirurgia é um passo essencial na microcirurgia.

Esses achados comprovam que o tecido do istmo parece ser o calcanhar de Aquiles do tratamento endodôntico convencional. Além disso, esta é uma das razões pelas quais a ressecção apical da raiz por si só, sem preparação da extremidade da raiz e preenchimento da extremidade da raiz dos canais e istmos, geralmente falha.

Significado clínico e gestão

A identificação de canais não negociados e istmos é o primeiro e mais importante passo após a ressecção da extremidade da raiz. Se estas caraterísticas anatómicas não forem detectadas, a recorrência da infeção e o insucesso da cirurgia apical são inevitáveis. Por esta razão, o istmo deve ser identificado e tratado ao microscópio com ultra-sons e microinstrumentos. Mesmo nos casos em que as saídas dos canais parecem estar separadas sob visão melhorada, verifica-se que estão ligadas microscopicamente quando examinadas sob microscopia eletrónica de varrimento. Por conseguinte, a inspeção de um istmo pouco definido e não claramente definido torna-se importante e a experiência clínica do operador desempenha um papel importante na sua identificação e gestão. É essencial que todo o canal e o istmo sejam preparados até uma profundidade de 3 mm. A experiência clínica tem demonstrado que a principal causa de insucesso após a cirurgia em pré-molares maxilares e mandibulares, raízes mesiovestibulares de molares maxilares e raízes mesiais de molares mandibulares, efectuada com broca e amálgama, é a incapacidade de tratar o istmo. Desta forma, a obturação da extremidade da raiz oferece uma vedação inadequada ao sistema de canais radiculares e é detectada uma fuga evidente em torno das suas margens.

Preparação ultra-sónica da extremidade radicular

Armamentário

- Pontas de extremidade radicular ultra-sónicas: Pontas de jato de microprojecção ou pontas cirúrgicas KiS
- Espartano
- Micromirrors: 2 mm, 3 mm e 4 mm rectangulares
- Microcondensadores
- Microexploradores
- Irrigador/secador Stropko

Uma das alterações mais importantes na cirurgia periapical moderna foi a utilização de pontas de extremidade radicular ultra-sónicas em vez de brocas para a preparação da extremidade radicular. O objetivo da preparação da extremidade da raiz é remover o material de obturação, irritantes, tecido necrótico e restos dos canais, bem como do istmo, e criar uma cavidade que possa ser adequadamente preenchida. A preparação ideal da extremidade da raiz pode ser definida como uma cavidade de Classe I, pelo menos 3 mm para dentro da dentina da raiz, com paredes paralelas e dentro do contorno anatómico do canal radicular. Esta exigência clínica já não pode ser satisfeita com a utilização de brocas rotativas numa micropeça de mão, que era a prática comum nas técnicas cirúrgicas tradicionais.

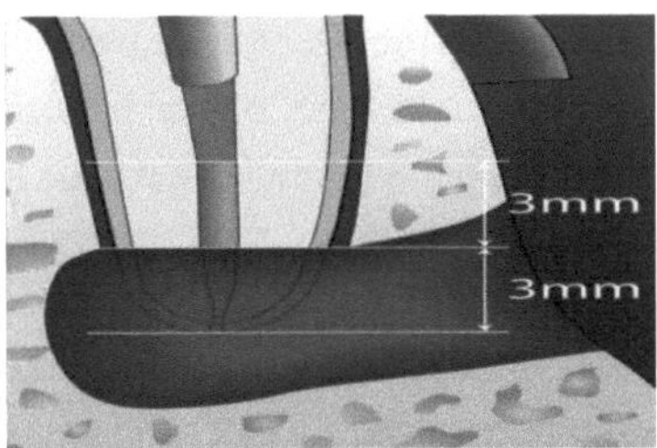

A preparação ideal da extremidade da raiz pode ser definida como uma cavidade de Classe I com pelo menos 3 mm de profundidade na dentina da raiz após a ressecção da ponta apical da raiz de 3 mm, com paredes paralelas e dentro do contorno anatómico do espaço do canal radicular.

A utilização de brocas rotativas apresenta os seguintes inconvenientes em comparação com as pontas de ultra-sons:

- Acesso limitado à extremidade da raiz.

- Risco elevado de perfuração da parede lingual ou palatina do preparo cavitário quando este não segue o trajeto original do canal. A preparação com uma broca acaba por resultar numa preparação em forma de cúpula em vez de uma preparação de cavidade de Classe I e, por conseguinte, a retenção do material de obturação da extremidade radicular fica comprometida.
- A profundidade da preparação é insuficiente e, por este motivo, aumenta o risco de potenciais microinfiltrações e de insucesso da cirurgia.
- O procedimento de ressecção da extremidade da raiz expõe os túbulos dentinários.
- O tecido necrótico do istmo não pode ser removido.

Antes da preparação da extremidade da raiz na microcirurgia, o operador utiliza uma ampliação de baixo alcance (×4 a ×8) do microscópio para alinhar a ponta ultra-sónica com o longo eixo da raiz. Em seguida, é realizada a ultrassonografia. O que é clinicamente importante para uma preparação ultra-sónica eficiente não é a marca ou o tipo de ponta, mas sim a forma como a ponta é utilizada. Em termos de pressão durante a preparação ultra-sónica, a chave é um toque extremamente leve de forma repetida. Um toque mais leve aumenta a eficiência do corte, enquanto que uma pressão contínua, semelhante à forma como se utiliza uma peça de mão, diminui a eficiência do corte. Isto deve-se ao facto de os ultra-sons funcionarem através de vibração e não através de pressão. Se for encontrada resistência durante a ultrassonografia, é produzido um som agudo atípico. Isto significa que a ponta está a cortar contra a dentina. Nessa altura, o operador deve parar a preparação, passar para uma ampliação de baixa amplitude do microscópio, realinhar a ponta com o eixo longo da raiz e começar de novo. Se este passo não for efectuado, pode ocorrer um transporte ou uma perfuração da raiz na parede dentinária lingual ou distal. Assim, é importante que o alinhamento da ponta seja paralelo ao longo eixo do canal. O risco de transporte é maior quando a preparação da extremidade da raiz é efectuada num caso em que o canal está completamente calcificado, não negociado e, por conseguinte, não existe preenchimento do canal. Neste caso, o cirurgião deve trabalhar com uma ampliação reduzida, ter uma visão direta da superfície ressecada e confirmar constantemente que a ponta ultra-sónica está coaxial à raiz. Quando a preparação da extremidade da raiz é feita na direção correta, não se ouve qualquer som e a guta-percha "caminha" para fora da preparação. Deve ser utilizada uma ponta de maior diâmetro nos casos em que a instrumentação e a obturação foram efectuadas num tamanho grande, como nos dentes com canais largos ou ovais, e uma ponta de menor diâmetro nos canais mais finos.

Muitas vezes, quando se prepara um canal de forma oval ou de grande diâmetro, é frequente observar, mesmo para um cirurgião experiente, que existe uma pequena parte de guta percha que é deixada na parede vestibular da cavidade da extremidade radicular preparada. Esta parte de guta percha e os detritos, se não forem removidos antes da colocação de um selamento apical, podem potencialmente causar fugas e, por conseguinte, o fracasso da cirurgia. Para remover este excesso de guta-percha, a ponta ultra-sónica pode ser inclinada para vestibular, de modo a que a extremidade da ponta vibre contra a parede facial e solte gradualmente o material de obturação restante. Em alternativa, a parede facial pode ser raspada com um microexplorador para destacar a guta-percha restante e compactá-la com um microcondensador. O ajuste do jato de água também é importante para que se obtenha eficiência de corte e visibilidade. A preparação da extremidade da raiz pode começar sem pulverização de água para permitir a formação inicial de um trajeto coaxial com a raiz ou para marcar a preparação inicial de um istmo distinto, na linha do cabelo. Uma preparação inicial a seco de curta duração também pode ser efectuada para definir a posição de um canal perdido, não preparado ou obliterado. A seguir, a preparação deve ser efectuada sob irrigação com água para evitar o sobreaquecimento do dente e dos tecidos perirradiculares. Uma vez concluída a preparação apical, a guta-percha deve ser compactada com um microcondensador e a preparação deve ser seca e inspeccionada com um microespelho. Tradicionalmente, as cavidades das extremidades das raízes eram secas com pontas de papel antes da obturação das extremidades das raízes. No entanto, esta técnica é incorrecta, uma vez que podem ficar partículas de papel no preparo, os resíduos remanescentes serão compactados no preparo e pode não se obter uma secagem completa da cavidade. Atualmente, consegue-se um jato de ar controlado na cavidade com a utilização de um irrigador Stropko. O irrigador permite a administração direcional de ar e água. Após a inspeção do preparo, deve haver uma cavidade de Classe I seca e limpa, coaxial à raiz, sem detritos ou restos de tecido e sem material de preenchimento nas paredes axiais. As pontas ultra-sónicas modernas podem facilitar a preparação de uma cavidade de 3, 6 ou mesmo 9 mm na extremidade da raiz, dependendo do comprimento do espaço do canal não preparado ou da presença de restaurações intrarradiculares.

Materiais de obturação da extremidade da raiz

O principal objetivo da colocação de um material de obturação da extremidade radicular é proporcionar uma vedação apical adequada que iniba a fuga de substâncias irritantes que possam permanecer no canal radicular após a ressecção da raiz e a preparação da extremidade radicular, o que pode causar insucesso cirúrgico. Para além da capacidade de selagem, outras propriedades essenciais para um material de obturação ideal para o final da raiz são:

- Bem tolerado pelos tecidos periapicais
- Bactericida ou bacteriostático
- Dimensionalmente estável
- Fácil de manipular
- Não mancha os dentes nem os tecidos
- Não corrosivo
- Resistente à dissolução
- Adere à estrutura dentária
- Dentino, osteo e cementogénico
- Radiopaco

Amálgama

A amálgama tem sido o material de obturação das extremidades radiculares mais utilizado desde que foi recomendado pela primeira vez na literatura por Farrar em 1884. A amálgama manteve-se como padrão até 1959, quando Omnell demonstrou a presença de um precipitado citotóxico de carbonato de zinco, pelo que a "amálgama sem zinco" se tornou o material de eleição para a obturação das extremidades radiculares. No entanto, a amálgama foi abandonada por muitas razões, como a toxicidade, a fuga, a corrosão, o nível de mercúrio no sangue, as tatuagens nos tecidos moles, as microfissuras na raiz, etc., pelo que se pode concluir que não existe atualmente qualquer razão válida para continuar a utilizá-la.

Compósito

Podem ser utilizados materiais compósitos como o OptiBond™ e o Geristore®. Tal como na dentisteria de restauração, o material não deve ser contaminado por qualquer humidade e, ao ser posicionado sob o microscópio, é importante reduzir a intensidade da iluminação tanto quanto possível e utilizar um filtro para evitar uma redução significativa do tempo de presa. Em resumo, a principal desvantagem destes materiais de tipo resinoso é a dificuldade em evitar a contaminação por sangue/humidade. Se contaminados, estes materiais de obturação do alvéolo radicular não proporcionam um selamento adequado. Por estas razões, os materiais não são tão populares como as substâncias hidrofílicas, como o MTA e a biocerâmica.

Agregado de trióxido mineral (MTA)

O MTA foi originalmente desenvolvido a partir do cimento Portland como um pó cinzento pelo Dr. Torabinejad e vendido como "ProRoot MTA". Mais tarde, foi introduzida uma fórmula da cor dos dentes devido a preocupações estéticas ("White MTA")[18] . Os principais compostos do MTA cinzento são o silicato tricálcico, o aluminato tricálcico, o óxido tricálcico, o óxido de silicato, o óxido mineral e o óxido de bismuto. O óxido de bismuto é adicionado para aumentar a radiopacidade. O MTA branco difere do MTA cinzento original principalmente pela ausência de ferro. O pó é constituído por partículas hidrofílicas finas que endurecem na presença de água. O tempo de presa inicial da mistura de MTA é de aproximadamente 4 horas. A hidratação do pó leva à formação de um gel coloidal, que depois solidifica numa estrutura dura. As caraterísticas do material endurecido dependem do tamanho das partículas, do rácio pó/água, da temperatura de endurecimento, da presença de água e do pH do ambiente. No entanto, são necessárias pelo menos 48 horas para criar um cimento permanentemente endurecido.

Vantagens do MTA

Capacidade de vedação

Existe um grande número de estudos de fugas no MTA. O MTA parece ser o material de obturação do extremo radicular mais resistente à penetração de corantes, fluidos e bactérias, quando comparado com o amálgama, o IRM ou o Super EBA. No entanto, a excelente capacidade de selamento do MTA só existe quando se obtém uma presa correta. Os dentes armazenados num ambiente ácido durante a presa apresentam uma menor resistência à fuga do que os dentes armazenados num pH elevado. A contaminação da saliva durante a colocação do MTA branco também mostrou um aumento da fuga bacteriana. Investigações recentes mostram a formação de uma camada de hidroxiapatite (HA) na superfície do MTA em contacto com o fluido tecidular durante a colocação do MTA, também conhecida como "biomineralização"[19] . Prevê-se que esta camada de HA crie um selamento biológico entre a interface do MTA e a dentina e melhore a capacidade de selamento do MTA a longo prazo.

Biocompatibilidade e Bioatividade

Vários estudos em humanos, animais e in vitro provaram a excelente biocompatibilidade do MTA quando comparado com outros materiais[19] . Foi observada pouca ou nenhuma inflamação a nível histológico quando o MTA foi utilizado como material de preenchimento de extremidades radiculares em modelos animais. Algumas observações histológicas também encontraram alinhamento de células e fibras do ligamento periodontal ao longo do MTA e do osso circundante, o que indica a regeneração de novo cemento diretamente sobre o MTA. A Universidade da Pensilvânia também testou o MTA num modelo de cão e encontrou crescimento de novo osso e cemento sobre a obturação da extremidade radicular com MTA. A citotoxicidade e a biocompatibilidade do MTA também foram testadas em estudos de cultura de células in vitro. Os resultados mostraram uma excelente fixação celular e crescimento de vários tipos de células (MDPC23, osteoblastos primários de ratinho, PY1A, células derivadas do cemento humano e DPSC) quando estas células foram cultivadas em MTA cinzento ou branco. O MTA estimula a libertação de citocinas, que controlam as respostas inflamatórias e a formação de tecido duro. O MTA aumenta os níveis de IL-6, IL-8 e a expressão de osteocalcina. Na realidade, pode promover a renovação óssea através do aumento da atividade osteoclástica e osteoblástica. O MTA parece induzir a proliferação celular e a diferenciação dos fibroblastos do PDL, osteoblastos e células da polpa. Para além disso, os cristais de HA formados na superfície do MTA enquanto este assenta podem ter propriedades indutoras de tecido duro. O pH elevado do MTA, tal como o do hidróxido de cálcio, também pode contribuir para a indução da formação de tecido duro. De facto, a regeneração de novo cemento e o crescimento ósseo sobre o MTA foram relatados em vários estudos; no entanto, o mecanismo exato é desconhecido.

Desvantagens do MTA

 As principais desvantagens do MTA são as dificuldades de manuseamento, os metais pesados no pó, o longo tempo de presa, o custo elevado e a possível descoloração da estrutura dentária remanescente. Devido ao facto de a mistura de MTA ser uma pasta semelhante a areia, o MTA é difícil de colocar nas cavidades preparadas da extremidade da raiz. Para além destas dificuldades de manuseamento, o MTA acabado de misturar pode ser lavado se exposto a fluidos excessivos devido ao seu longo tempo de presa, o que tem um efeito prejudicial na sua capacidade de selamento. O tempo de presa do MTA é de aproximadamente 3-4 horas, o que é considerado uma desvantagem em muitas situações clínicas. Para contornar estes problemas, têm sido utilizados aditivos como a metilcelulose, o cloreto de cálcio e o fosfato de sódio dibásico para diminuir o tempo de presa. No entanto, estes compostos podem alterar as propriedades físicas e/ou biológicas do MTA. Por exemplo, a adição de uma solução de cloreto de cálcio diminui o tempo de presa, mas também reduz a resistência à compressão final.

Biocerâmica

A biocerâmica refere-se a uma vasta gama de cerâmicas especialmente concebidas e utilizadas para a reparação, reconstrução e substituição de partes do corpo doentes ou danificadas. Em medicina dentária, as biocerâmicas são frequentemente utilizadas para a reconstrução da região orofacial, revestimento de superfícies de implantes e fabrico de coroas e pontes. A zircónia e a hidroxiapatite são dois exemplos comuns em medicina dentária. O MTA foi a primeira geração de biocerâmica utilizada em endodontia. Pertence à categoria de cimentos à base de silicato tricálcico[20] . A selabilidade e a biocompatibilidade do MTA são atribuídas à presença de silicato tricálcico. No entanto, uma das principais desvantagens do MTA são as suas propriedades de manuseamento, o longo tempo de presa e a descoloração da estrutura dentária remanescente. Nos últimos anos, foram introduzidos outros cimentos bioactivos de silicato tricálcico e fosfato que pretendem ultrapassar estas limitações.

Material de reparação radicular EndoSequence, um material biocerâmico desenvolvido para endodontia. As indicações são semelhantes às do MTA, incluindo a obturação de extremidades radiculares, o capeamento pulpar, a apexificação, a reparação de reabsorções radiculares e a reparação de perfurações. Segundo o fabricante, é composto por silicatos de cálcio, óxido de zircónio, óxido de tantalumpentóxido e fosfato de cálcio monobásico e agentes de enchimento. O material está pronto a utilizar, pré-misturado, e apresenta-se sob a forma de pasta numa seringa ou de massa num frasco. Uma vantagem do RRM, com base na experiência clínica, são as suas propriedades de manuseamento, semelhantes às do Cavit. O MRR é biocompatível, hidrofílico, insolúvel, dimensionalmente estável, com um PH elevado, tem um tempo de trabalho de 30 minutos e um tempo de presa de 2 horas.

Estudos demonstram que não existem diferenças significativas entre o MTA RRM e o ProRoot em termos de efeitos antimicrobianos, biocompatibilidade e capacidade de selamento[21] . Num estudo em animais que utilizou o MRR e o MTA como material de obturação de extremidades radiculares, não se observou qualquer inflamação ou observou-se uma inflamação mínima no local da cirurgia após a cicatrização. Foi observado tecido semelhante ao cimento adjacente ao MRR, semelhante ao observado com o MTA. Utilizando a análise histométrica, foi encontrado um número significativamente maior de tecido semelhante a cemento, tecido semelhante a PDL e osso adjacente às superfícies de extremidade radicular ressecadas preenchidas com MRR do que com MTA, indicando que o material é biocompatível e tem uma boa capacidade de selamento. O MRR teve um desempenho significativamente melhor no que respeita a pontuações de cicatrização mais elevadas em microCT e CBCT neste estudo, quando comparado com o MTA. Especula-se que o MRR pode ter melhores propriedades indutivas/condutivas do tecido mineralizado, acelerando assim a deposição de tecido semelhante ao cemento numa superfície de extremidade radicular acompanhada por tecido semelhante ao PDL e osso. Esta hipótese é parcialmente apoiada pelos dados dos estudos de cultura de células in vitro de Chen, nos quais o MRR mostrou um efeito proliferativo nas células osteogénicas/odontogénicas e induziu a diferenciação osteoblástica/cementoblástica nessas células. Com base nos dados disponíveis, o MRR é uma alternativa adequada ao MTA para cirurgia apical.

Embora estes dois materiais sejam hidrofílicos por natureza, deve ser estabelecida uma hemostase completa no local da osteotomia antes da colocação. As pastilhas de Racellet estéreis também podem ser colocadas como barreira na cripta para evitar que os pedaços de MTA ou Biocerâmica adiram à parede óssea. A proporção de MTA é de 3 partes de pó para 1 parte de água esterilizada. Após 30 segundos de mistura, a mistura deve apresentar uma consistência semelhante a uma massa. O MTA é um agregado granular solto, semelhante ao cimento de betão, e não adere muito bem a si próprio ou a qualquer instrumento. Por conseguinte, não pode ser introduzido na cavidade utilizando um transportador de cimento normal, mas tem de ser transportado com uma pistola de limpeza, um transportador de amálgama ou outro transportador especialmente concebido para o efeito. Para a colocação do MTA, muitos médicos utilizam um suporte tipo seringa ou um bloco de MTA. O bloco de MTA foi concebido através do corte de ranhuras num bloco de plástico de 0,5 polegadas × 0,5 polegadas × 2 polegadas. O MTA misto é colocado numa ranhura do bloco de MTA e uma pequena quantidade de MTA é retirada das ranhuras utilizando um suporte especial. Depois de o MTA ser colocado na cavidade preparada, utilizam-se microplugers para condensar suavemente a mistura. É necessária uma força de condensação ligeira. No caso da Biocerâmica, o material de massa pré-misturado pode ser enrolado numa placa de vidro e pequenas peças em forma de corda podem ser entregues na preparação da extremidade da raiz com um suporte de instrumentos manuais especificamente concebido para o efeito ou as ranhuras do bloco de MTA podem ser preenchidas com massa Biocerâmica para recolher a quantidade certa de massa a ser colocada na cavidade, enquanto se utilizam microobturadores para condensar suavemente a mistura. É necessária uma força de condensação ligeira. A espessura do material de preenchimento retrógrado afecta a selabilidade do MTA e da massa biocerâmica; recomenda-se uma espessura mínima de 3-4 mm. Utiliza-se uma bola de algodão húmido para limpar a superfície ressecada, removendo qualquer excesso de MTA ou de massa biocerâmica. Após a conclusão da obturação da extremidade da raiz, a cripta óssea não pode ser irrigada quando é utilizado o MTA, uma vez que este sai, mas se tiver sido utilizada massa biocerâmica, o cirurgião tem a vantagem de lavar a área com soro fisiológico esterilizado.[22]

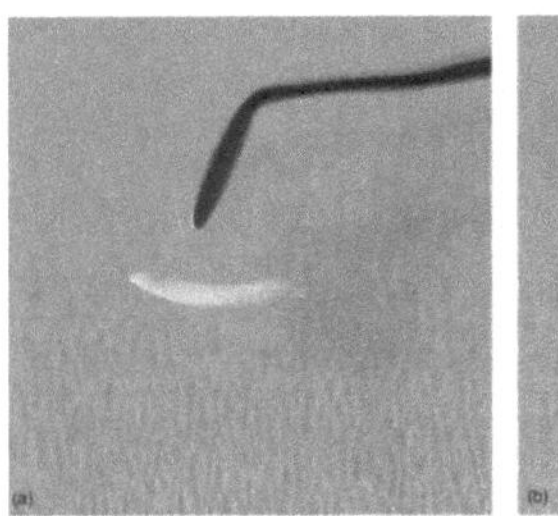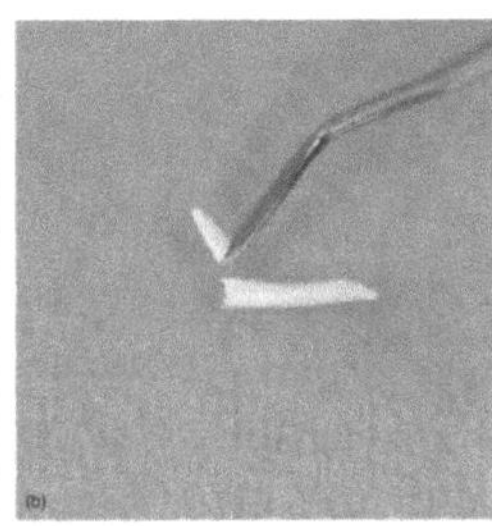

A massa de biocerâmica pode ser enrolada para formar um cilindro com o diâmetro pretendido. O operador pode utilizar o transportador de MTA para apanhar o comprimento adequado de Bioceramic e colocá-lo na cavidade da extremidade radicular.

Outros tipos de cimentos para obturação de extremidades radiculares

Tem sido utilizada uma grande variedade de materiais para obturações retrógradas. A amálgama foi o material de obturação mais popular e amplamente utilizado na extremidade da raiz durante muitos anos. A amálgama é tóxica, corrói, resulta em tatuagens nos tecidos moles e provoca microfissuras na raiz. O IRM e o SuperEBA substituíram a amálgama e ainda estão a ser utilizados, apesar de o MTA se ter tornado o material mais popular.

Material de restauração intermédio (IRM)

O IRM é um cimento ZOE modificado que é reforçado pela adição de polimetacrilato ao pó. O reforço eliminou o problema da capacidade de absorção e o IRM é mais biocompatível do que o cimento ZOE não modificado. Num estudo de tolerância tecidular, verificou-se que o IRM provocou poucos ou nenhuns efeitos inflamatórios após 90 dias, o que levou à conclusão de que o tecido oral era tão tolerante ao IRM como a qualquer outro material de preenchimento retrógrado.

Super Ácido etoxibenzóico (SuperEBA)

O SuperEBA é uma forma modificada do cimento ZOE com cimento de ácido etoxibenzóico. O ácido etoxibenzóico foi desenvolvido numa tentativa de alterar o tempo de presa e aumentar a resistência dos cimentos ZOE básicos.[23] O cimento foi modificado pela substituição parcial do líquido de eugenol pelo ácido ortoetoxibenzóico e pela adição de quartzo fundido ou óxido de alumínio (alumina) ao pó. O Stailine SuperEBA contém 60% de óxido de zinco, 34% de dióxido de silicone e 6% de resina natural no componente em pó e 62,5% de ácido etoxibenzóico mais 37,5% de eugenol no líquido.

Os estudos de tolerância tecidular mostram que os cimentos SuperEBA e eugenol produzem reacções igualmente ligeiras. Foi demonstrado in vitro que o cimento de ácido etoxibenzóico produz um selamento estanque em comparação com a amálgama, o cimento de ionómero de vidro e a guta percha polida a quente.[24] Estudos de fuga demonstraram que o SuperEBA permite uma fuga significativamente menor do que a amálgama. Além disso, o SuperEBA adapta-se muito bem às paredes do canal em comparação com a amálgama, que parece ser bem condensada mas tem uma fraca adaptação. Contudo, o SuperEBA pode ser um material difícil de manipular porque o tempo de presa é curto e muito afetado pela humidade. O material tende a aderir a todas as superfícies e pode ser difícil de colocar e condensar. Em resumo, o SuperEBA é bem tolerado pelos tecidos, é de presa rápida, polível, dimensionalmente estável e proporciona excelentes vedações apicais. As desvantagens do SuperEBA são o facto de ser difícil de manipular, sensível à temperatura e à humidade e apenas moderadamente radiopaco. Para a aplicação, o líquido e o pó são misturados numa proporção de 1:4. O pó é misturado no líquido lentamente em pequenos incrementos. Quando a mistura de SuperEBA enrolada perde o seu brilho e a ponta não cai quando é apanhada por um suporte, a mistura tem a consistência correta.

Geristore e Retroplast

O Gerisotore é uma resina composta modificada hidrofílica de polimerização dupla. O Geriostore tem sido utilizado como enchimento retrógrado, material de reparação para defeitos subgengivais ou subósseos e uma barreira para a regeneração tecidular guiada (RTG). O Geristore pode ser vantajoso porque liberta iões de flúor, adere às paredes da dentina e é estável no fluido oral.

Também é referido que aumenta a fixação e a proliferação das células. Foi demonstrado que os fibroblastos gengivais humanos se fixaram e espalharam bem no Geristore, o que demonstra que o Geristore pode ser menos tóxico do que o IRM e o Ketac-Fil. O tratamento da extremidade radicular com estes materiais é diferente do da microcirurgia endodôntica. Estes materiais são colocados numa superfície côncava da raiz ressecada, em vez de serem embalados numa cavidade de Classe I preparada com pontas ultra-sónicas. A principal desvantagem destes materiais de tipo resinoso é a dificuldade em eliminar a contaminação por sangue/humidade. Tal como outros materiais à base de resina, estes materiais de obturação de extremidades radiculares não proporcionarão uma vedação adequada se estiverem contaminados. Este facto foi comprovado em ensaios clínicos aleatórios que compararam o MTA com o Retroplast, mostrando um menor sucesso quando o Retroplast foi utilizado. Os materiais são sensíveis à técnica e podem não perdoar na mão de um operador inexperiente. Alguns investigadores também alegam problemas de manuseamento com o Geristore devido ao endurecimento acelerado, especialmente quando exposto à luz e ao calor do microscópio. Por conseguinte, os materiais não são tão populares como as substâncias hidrofílicas, como o MTA e as biocerâmicas. Novos tipos de cimentos para obturação de extremidades radiculares Foram desenvolvidos e comercializados vários tipos modificados de materiais semelhantes ao MTA, incluindo o MTA Angelus, o MTA Bio, o CPM, o OrthoMTA e o EndocemMTA. A desvantagem destes produtos relativamente novos é a falta de conclusões baseadas na investigação.

Reposição do retalho e sutura

Uma vez concluída a microcirurgia apical, é necessário ter muito cuidado no reposicionamento e sutura do tecido mole elevado. De facto, o resultado estético final da manipulação dos tecidos moles depende de vários factores, tais como o tipo de tecido, o tipo de incisão, a escolha dos instrumentos utilizados para incisar, elevar e retrair o retalho, bem como uma reaproximação cuidadosa e uma técnica de sutura adequada. Recomenda-se que o tecido mole seja humedecido com uma gaze molhada (água esterilizada ou soro fisiológico) antes de ser reposicionado. O tecido mole pode ficar desidratado durante o procedimento e a sua re-hidratação devolve-lhe a sua elasticidade natural e permite uma reaproximação mais fácil.

O material de sutura mais recomendado atualmente é o fio de poliéster trançado 6-0 como o Tevdek®, composto de poli(tereftalato de etileno), preparado a partir de fibras de poliésteres lineares revestidas com Politetrafluoretileno, ou o poliéster 6-0 revestido com uma fina camada de cera. As suturas de poliéster têm a caraterística de não acumularem placa, mesmo quando permanecem no local mais tempo do que o previsto. É muito fácil de manusear, muito resistente à colonização bacteriana e não é irritante. Para o retalho submarginal, a agulha deve ser uma agulha de ponta cónica de 3/8 de círculo, que é preferível à agulha do tipo corte reverso porque não tem tendência a cortar ou rasgar o tecido. Para o retalho marginal, a agulha de corte invertido é mais indicada porque o seu tamanho maior facilitará a passagem através dos contactos quando se faz uma sutura contínua. Para o retalho submarginal, a agulha deve entrar cerca de 2 mm apicalmente à incisão e sair cerca de 2 mm coronalmente à incisão, indo sempre do tecido não fixado para o tecido fixado. Isto significa que a entrada e a saída devem estar equidistantes da incisão, para que mais tarde seja fácil cortar a sutura com uma tesoura adequada. Graças às vieiras, a reaproximação e a sutura serão fáceis, o tecido regressará ao seu lugar original e, após 24/48 horas, será possível apreciar a cicatrização agradável sem inflamação e, mais tarde, sem qualquer tecido cicatricial. Para o retalho marginal, pode ser utilizado o sling ou a sutura em colchão.

Suportes de agulha

No que diz respeito aos porta-agulhas, tradicionalmente eram concebidos para serem segurados como uma tesoura e eram bastante desconfortáveis e não muito fáceis de manusear. Muito mais cómodo é o Castroviejo, que pode ser segurado na mão do operador e que, por ter uma secção transversal redonda, facilita muito a introdução da agulha nos tecidos moles.

Técnicas de sutura

Durante a sutura, como já foi referido, o retalho reposicionado deve ser suavemente comprimido com um pedaço de gaze humedecida com soro fisiológico pelo assistente dentário, para manter o tecido na posição correta enquanto o médico sutura, para manter o nó no lugar enquanto está a ser apertado, para evitar que o nó se solte e para criar uma fina camada de fibrina entre o tecido em retalho e o osso cortical. A substituição de um coágulo de sangue fino com fibras de fibrina paralelas por tecido fibroso novo resulta na adesão de colagénio.

A sutura é efectuada utilizando o microscópio com uma ampliação reduzida (2,5× 4,5×). O suporte da agulha Castroviejo agarra a agulha perto do filamento, para evitar agarrar e deformar a extremidade afiada. A agulha está perpendicular ao suporte, para que o médico tenha boa visibilidade e possa controlar facilmente a direção da própria agulha. Enquanto o segundo assistente dentário ajuda retraindo suavemente a bochecha ou os lábios, o primeiro ajudará com a sucção e a compressão da aba contra o osso, enquanto o médico dá os nós. A sutura é sempre efectuada passando do tecido não ligado (o lado do retalho) para o tecido ligado. Assim que a agulha sai do tecido aderente, o médico puxa a sutura com a outra mão até ficarem 2-3 cm apicalmente à incisão. Ao fazê-lo, o suporte da agulha mantém a sutura paralela ao tecido, para não a rasgar, e o médico dobra a sutura na sua mão. Agora, o médico faz duas voltas à volta dos bicos do suporte e começa a puxar o nó com mais força. Para manter o tecido em posição e o nó suavemente apertado, o assistente dentário continua a comprimir o retalho e a manter a pressão até o médico estar pronto para a segunda volta e depois a terceira. Isto é efectuado de cada vez numa direção diferente, do sentido dos ponteiros do relógio para o sentido contrário e de novo para o sentido dos ponteiros do relógio. Depois de verificar a reaproximação ideal, o médico corta a sutura e empurra o nó apicalmente à incisão, exatamente no local de punção da agulha, de modo a afastar o nó o mais possível da linha de incisão, para evitar a acumulação de placa sobre a própria incisão. Isto é feito porque o nó de sutura acumula alimentos, detritos, bactérias e placa bacteriana. Se for deixado sobre a linha de incisão, o nó pode provocar um atraso na cicatrização.

A sutura é continuada até que não existam mais espaços entre o retalho e a gengiva aderida e se consiga uma reaproximação adequada. Os últimos nós são posicionados nas incisões de libertação, caso seja necessário, o que nem sempre acontece. A sutura da incisão de libertação não tem de ser apertada, mas sim bastante solta. Se for demasiado apertada, a sua remoção será mais difícil para o cirurgião e causará mais desconforto ao doente. No caso de suturas monofilamentares não reabsorvíveis, as extremidades livres restantes da sutura podem ser seladas para eliminar a irritação da sutura nos lábios ou bochechas do doente. Quando a sutura estiver concluída, o médico voltará a comprimir suavemente o retalho com uma gaze esterilizada humedecida para melhorar a aproximação e permitir a formação de um coágulo de fibrina muito fino sob o retalho, o que acelerará a cicatrização.

Das várias técnicas de sutura frequentemente utilizadas na cirurgia periodontal, duas são normalmente utilizadas na microcirurgia endodôntica: a sutura contínua e a sutura de nó único (interrompida). A sutura sling é geralmente utilizada na região molar quando um retalho triangular intra-sulcular foi levantado. Durante a colocação da sutura de sling, a agulha entra na gengiva na base da papila mesial ao dente tratado, de vestibular para lingual. Progride na base da papila mesial ao dente tratado, move-se à volta do aspeto lingual do dente, passa por baixo do ponto de contacto distal e penetra na papila vestibular distal a partir do lado interno. Em seguida, a agulha volta a passar por baixo do ponto de contacto distal, contorna a face lingual do dente, passa por baixo do ponto de contacto mesial e o nó é atado na face vestibular mesial do dente tratado. A vantagem da sutura sling é que é relativamente rápida de colocar, mas depende de um único nó. Se o nó não se mantiver no sítio durante o processo de cicatrização, toda a sutura se solta. A sutura sling é normalmente efectuada com um monofilamento ou polifilamento 5.0, ou com um fio de sutura cromado. A sutura interrompida de nó único é utilizada quando um retalho submarginal foi incisado ou quando o cirurgião deseja fixar uma incisão intrasulcular alargada. Nestes casos, a agulha entra na gengiva na base da papila, de vestibular para lingual, passa por baixo do ponto de contacto, entra novamente na gengiva lingual, de lingual para vestibular, volta a passar por baixo do ponto de contacto e o nó é atado no aspeto vestibular da gengiva. A sutura de nó único tem a vantagem de ser uma sutura estável e precisa e permite o encerramento primário. Por outro lado, requer tempo e uma aplicação meticulosa, especialmente durante a sutura de um retalho submarginal na região anterior.

Remoção de suturas

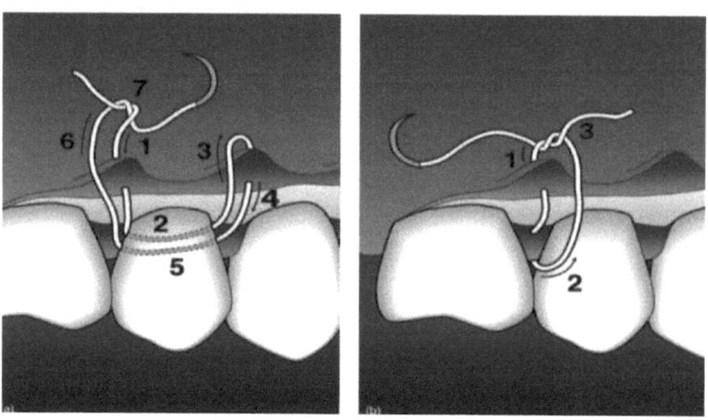

(a) Sutura contínua. (b) Nó único, sutura interrompida.

Uma das questões mais debatidas entre os profissionais que realizam microcirurgia endodôntica é quando remover as suturas. O conceito de deixar as suturas durante uma semana ou mais é extrapolado da literatura periodontal. Na cirurgia periodontal, o tecido mole é levantado para alcançar o tecido duro patológico que tem de ser tratado por curetagem e excisão. O retalho é frequentemente suturado numa posição diferente da sua localização inicial: apicalmente ou coronalmente. A cicatrização periodontal ocorre frequentemente com a formação de uma nova ligação epitelial. Este processo implica a cicatrização por segunda intenção e requer aproximadamente 2-4 semanas. Na microcirurgia endodôntica, o retalho é elevado para aceder aos ápices radiculares subjacentes. A porção coronal da raiz e o osso cervical geralmente não são alterados. O tecido mole é reposicionado exatamente na sua posição original. A cicatrização do tecido periodontal reposicionado ocorre frequentemente por reinserção e implica a cicatrização por intenção primária. O mecanismo de cicatrização de feridas consiste em quatro fases: fase I: coagulação e inflamação; fase II: cicatrização epitelial; fase III: cicatrização do tecido conjuntivo; e fase IV: maturação e remodelação. Estudos de cicatrização de feridas endodônticas cirúrgicas mostram que a coagulação e a inflamação ocorrem geralmente nas primeiras 20 horas. A cicatrização epitelial ocorre com a formação de um selo epitelial seguido da formação de uma barreira epitelial. Estes mecanismos ocorrem após 21-36 horas. A cicatrização do tecido conjuntivo implica a formação de tecido reparador e ocorre entre o segundo e o quarto dia. Finalmente, a maturação e a remodelação têm lugar entre o quinto e o sétimo dia. De particular interesse é a formação da barreira epitelial. A sua função é impedir a entrada de irritantes orais na ferida cirúrgica, inibir a saída de fluidos tecidulares da ferida cirúrgica e aumentar a resistência da ferida. De um ponto de vista biológico, uma vez formada a barreira epitelial, a função da sutura termina. A sutura, de facto, tem de manter em posição os bordos opostos da ferida até que os mecanismos fisiológicos de reparação do corpo proporcionem uma vedação com força suficiente para prosseguir sem "ajuda" adicional. Uma vez que a barreira epitelial parece ocorrer 24-48 horas após a incisão com microcirurgia endodôntica, é aconselhável remover as suturas após 48-72 horas. A manutenção prolongada das suturas não oferece qualquer vantagem e, na verdade, pode causar um atraso na cicatrização devido à possível retenção de alimentos e placa bacteriana, bem como à absorção de fluidos orais irritantes pela própria sutura. Recentemente, tem-se registado um aumento da utilização de procedimentos de aumento na microcirurgia endodôntica. Atualmente, há falta de estudos que investiguem o tempo de remoção da sutura após a microcirurgia endodôntica que incorpora procedimentos de aumento. Sem evidências científicas sólidas, nos casos em que foram utilizados enxertos ósseos/membranas, parece razoável deixar as suturas um pouco mais tempo, talvez mais dois ou três dias. Uma vez suturado o retalho, recomenda-se que se pressione suavemente uma gaze húmida sobre o tecido mole. A pressão suave elimina possíveis bolhas de ar presas no tecido mole e promove a reinserção do retalho levantado.

Tomografia Computorizada de Feixe Cónico

A tomografia computorizada (TC) é uma técnica de imagiologia de raios X utilizada na medicina há muitos anos, em que uma imagem tridimensional (3D) de um objeto é reconstruída matematicamente utilizando uma série de conjuntos de dados de imagens bidimensionais (2D) adquiridas durante um exame de raios X. Este sistema mede a atenuação dos raios X que entram no corpo a partir de diferentes ângulos. O computador reconstrói então as partes numa série de secções transversais ou planos. O intervalo entre cada corte pode ser variado; cortes muito aproximados proporcionam uma melhor resolução espacial, mas resultam num aumento da dose de radiação para o doente. As maiores desvantagens da utilização de tomografias computorizadas numa prática endodôntica têm sido a grande dose de radiação para o doente e o acesso inconveniente a um scanner, uma vez que a máquina está disponível principalmente num ambiente hospitalar. O elevado custo do exame, juntamente com uma dose muito elevada de radiação, não se traduzem numa relação risco-benefício aceitável para o doente.[25] O passo seguinte na evolução da TAC é a tomografia computorizada de feixe cónico (CBCT) ou a tomografia de volume digital (DVT). A TCFC revolucionou a imagiologia dentária. Pela primeira vez, o médico pode utilizar um sistema de imagiologia de fácil utilização para visualizar facilmente áreas de interesse em qualquer plano e não ficar limitado pela radiografia convencional bidimensional.

Como funciona a CBCT

A familiaridade com os parâmetros operacionais do aparelho pode ajudar o médico em duas aplicações clínicas fundamentais: a dosagem da radiação e a qualidade da imagem. A segurança da radiação é fundamental quando é introduzida uma nova tecnologia de imagiologia. Os fabricantes competem entre si para melhorar o desempenho dos respectivos aparelhos, de modo a obter a melhor imagem possível com uma dose mínima de radiação. O sinal bruto é convertido num único volume digital cilíndrico ou esférico, descrito pela sua subunidade mais pequena denominada voxel, que é empilhado em linhas e colunas para visualização. Os dados são projectados em três planos: axial, sagital e coronal.[26] O médico é obrigado a rever a imagem como um todo e não a concentrar-se na patologia presumida ou num ponto de interesse específico. O médico é legalmente responsável por toda a informação apresentada no exame, pelo que uma revisão sistemática evitará que outras aberrações passem despercebidas.

Indicações e aplicações clínicas

Em nenhum aspeto da endodontia a digitalização é mais útil do que no retratamento cirúrgico. Os casos clínicos que se seguem apresentarão as vantagens comprovadas desta técnica de imagem na tomada de decisão, preparação e execução da cirurgia[27] . A TCFC actua como o sistema GPS do clínico, guiando-o ao longo da cirurgia. Uma TCFC pré-operatória pode ajudar-nos a evitar submeter o doente a um procedimento desnecessário quando está indicada uma extração. Assim que a intervenção cirúrgica é planeada, o software permite ao médico fazer todas as medições necessárias, tais como onde iniciar a osteotomia se não existir uma fenestração óssea, utilizando o comprimento da raiz e a espessura do osso cortical. Isto encurta a duração da cirurgia, tornando-a num procedimento preciso, bem direcionado e previsível. É possível identificar pontos de referência importantes e evitar complicações, como a proximidade do forame mental, do canal mandibular, da cavidade sinusal, da proximidade de dentes vitais vizinhos, etc. A intervenção cirúrgica é uma necessidade nos casos que estão a ser tratados por defeitos de reabsorção externa. A TCFC é insubstituível em casos como este, porque permite ao médico ver se existe um acesso adequado para abordar o defeito, se o dente necessita de um canal radicular para além da reparação da reabsorção e se o dente pode ser salvo se o defeito for completamente removido. Aplicações semelhantes da CBCT aplicam-se a casos que necessitam de reparação de erros iatrogénicos, como perfurações, limas separadas, etc.[28]

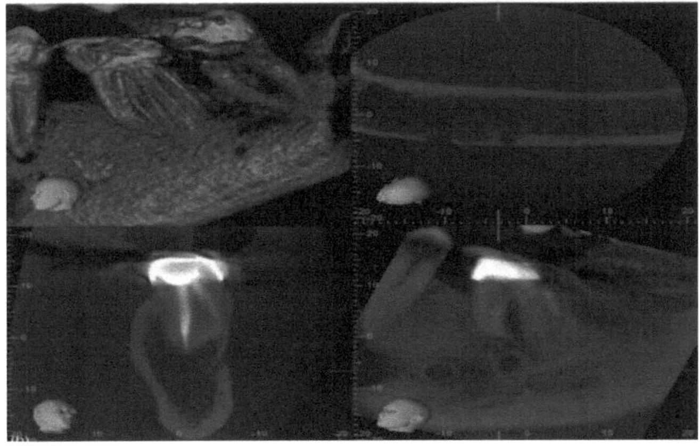

Molar mandibular previamente tratado. O dente estava assintomático. O paciente foi encaminhado para possível tratamento endodôntico. As vistas axial e sagital mostram uma anatomia invulgar do forame mental com duas saídas. O tratamento endodôntico não foi necessário.

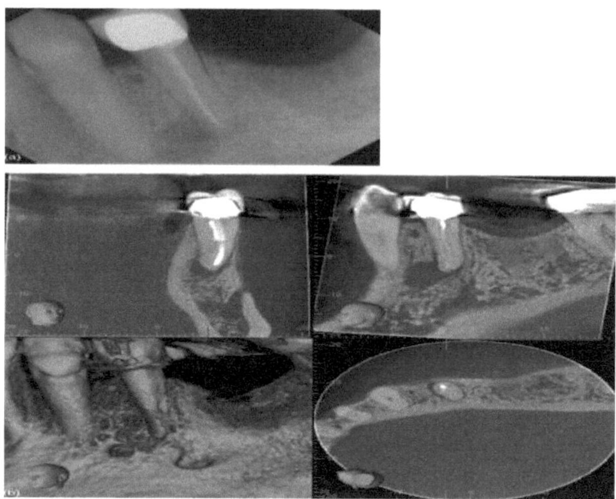

Pré-molar mandibular previamente tratado. (a) Radiografia periapical mostrando patologia apical. O dente foi restaurado com uma coroa PFM. (b) As imagens de CBCT mostram a lesão associada ao dente e a proximidade do forame mental. Devido à localização do forame mental, optou-se por um tratamento não cirúrgico.

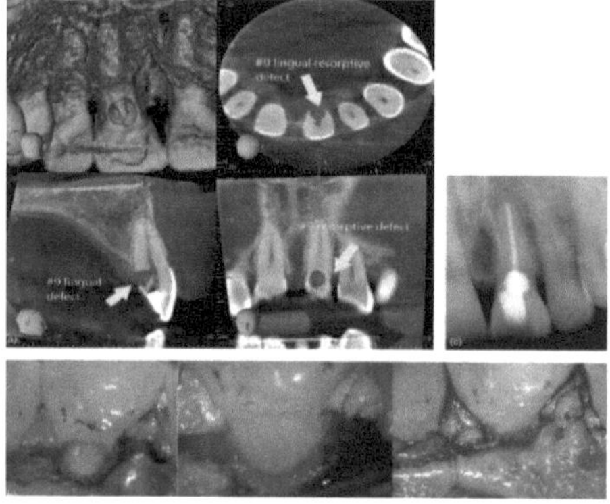

Reabsorção palatina.(a) Imagens de CBCT mostrando um incisivo maxilar com reabsorção cervical palatina.(b) Imagens intra-orais mostrando o defeito de reabsorção cervical e reparação com Geristore.(c) Radiografia pós-operatória mostrando o tratamento do canal radicular com obturações coronais e cervicais

Cirurgia posterior do maxilar, o seio maxilar e a gestão do acesso palatal

Um dos dentes mais comuns que requerem microcirurgia endodôntica é o molar superior, devido à sua anatomia complicada envolvendo a raiz mesiovestibular. A anatomia aberrante envolvendo a raiz distobucal também pode ocorrer, especialmente nos casos em que a distobucal pode estar fundida às raízes mesiobucal ou palatina.

Pré-molares superiores

Acesso

Os pré-molares superiores representam alguns dos casos mais simples de tratar devido ao acesso e, noutras ocasiões, podem ser os dentes mais difíceis de aceder devido à raiz palatina. Pode apresentar um desafio significativo devido à sua localização palatina profunda, secção transversal fina e uma posição mesial e superior da ponta da raiz em relação ao ponto de vista do operador. Em casos de raízes vestibulares e palatinas amplamente espaçadas de um primeiro pré-molar superior, devido à inclinação vestibulolingual do dente e ao ponto de vista do operador, muitas vezes é necessária uma maior ressecção da raiz vestibular com a osteotomia estendida mesialmente, perto do canino adjacente, a fim de aceder e visualizar a extremidade da raiz palatina. O planeamento pré-cirúrgico por TCFC é essencial para localizar a raiz palatina, evitando danos no canino adjacente e preservando o comprimento da raiz vestibular.

Instrumentação

A preparação das extremidades das raízes dos pré-molares superiores é um processo delicado devido à estrutura muito fina destas raízes, e muitas vezes a curvatura das raízes no terço apical pode ser abrupta. Pode ser um desafio determinar o ângulo correto da ponta ultra-sónica, e isto deve ser feito com uma ampliação reduzida.

Exposição do seio

É importante reconhecer a membrana Schneideriana e distinguir entre a membrana e o tecido de granulação, que muitas vezes está ligado à membrana. A membrana Schneideriana tem uma tonalidade azulada e, ao microscópio, podem ver-se pequenos vasos a atravessar a membrana do seio. Isto é diferente do tecido de granulação, que é de cor vermelha, muitas vezes um pouco fibrótico, e pode conter secreção purulenta ou mesmo partículas granulares. Se não tiver a certeza se a membrana sinusal está ou não presente, segure o nariz do doente durante um momento e peça-lhe para expirar pelo nariz, como se estivesse a limpar os ouvidos num avião. A membrana sinusal "vibrará" devido à pressão negativa criada durante a expiração. Membrana schneideriana vista no maxilar posterior direito ou puxar a pastilha para fora.

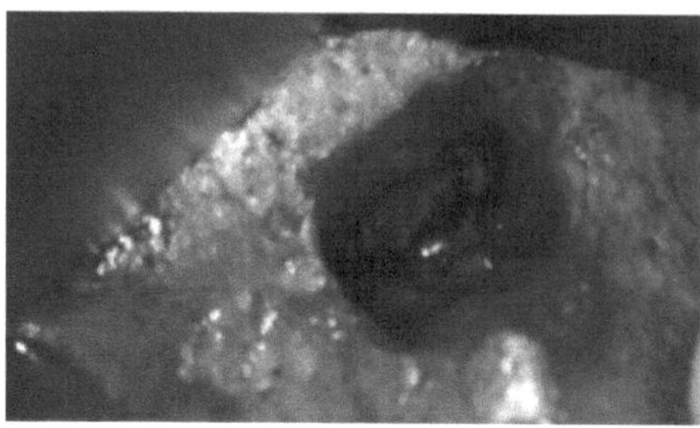

Membrana Schneideriana vista na parte posterior direita do maxilar

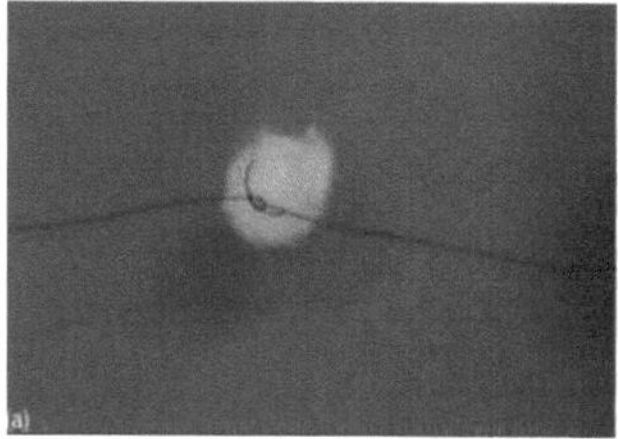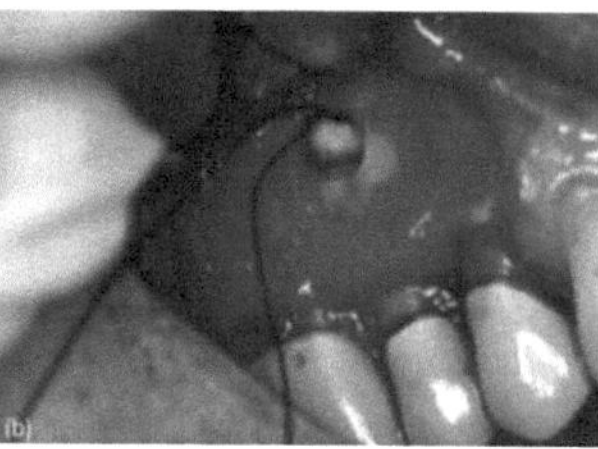

(a) Pelota de algodão ligada com sutura de seda tamanho 4.0. (b) Pellet de algodão ligado no lugar, protegendo o seio.

É aconselhável trabalhar sob o microscópio e, por conseguinte, ter o controlo para evitar bater na bola de algodão. Quando a obturação da extremidade da raiz estiver concluída, retire a bolinha de algodão puxando a sutura e deixe-a limpar a superfície da extremidade da raiz, actuando como o primeiro passo para limpar o excesso de material da extremidade da raiz. Quando a raiz ou o tecido de granulação perfura o seio maxilar, uma das técnicas para proteger o seio maxilar da entrada de demasiados detritos é a técnica da "bolinha de algodão". Estimar o tamanho da perfuração do seio, preparar uma bola de algodão ligeiramente maior do que a perfuração e colocar uma sutura através da bola de algodão. Dê um nó na sutura e corte a agulha, depois coloque a bola de algodão propositadamente no seio com a sutura para fora e puxe a bola de algodão com a sutura até ficar encravada contra a parede do seio, atrás da ponta da raiz. Tenha em atenção que, se agora bater nessa bola de algodão com uma broca de alta velocidade ou com uma ponta de ultra-sons, isso irá perturbar o seu trabalho. Outra técnica, quando uma ponta de raiz está claramente no seio, é cortar todos os 3 mm da extremidade de uma só vez, em vez de raspar a extremidade da raiz pouco a pouco. Para isso, o operador ou o assistente segura a ponta da raiz com um alicate universitário, enquanto o operador corta a ponta da raiz, removendo-a de uma só vez. Isto evita que o excesso de detritos caia no seio ou que a ponta da raiz entre no seio. Também se deve ter em atenção durante todo o procedimento que, quando o seio está perfurado e o doente está deitado em decúbito dorsal, a irrigação excessiva com soro fisiológico fará com que o doente se sinta como se estivesse debaixo de água e a afogar-se. Sempre que irrigar o local da cirurgia, mantenha a sucção do assistente por perto e irrigue suavemente. Algumas recomendações quando o seio é perfurado são a prescrição de um antibiótico após a cirurgia, como a Ciprofloxacina ou Augmentum durante uma semana. Consulte um PDR (physicians desk reference) para saber as dosagens recomendadas e tenha em atenção que os antibióticos sugeridos podem mudar de ano para ano. Recomenda-se também que o doente tome um descongestionante, como Sudafed 30 mg, e um spray nasal/descongestionante, como Neosinefrina 0,25%, durante um a dois dias. Estes dois medicamentos podem ser adquiridos sem receita médica. O paciente também deve ser instruído a evitar espirrar ou assoar o nariz nos próximos dias, a elevar a cabeça enquanto dorme e informado sobre a possibilidade de hemorragias nasais. O prognóstico da cirurgia endodôntica não é alterado quando o seio foi perfurado. Recomenda-se a realização de uma TCFC antes da cirurgia para delinear claramente a proximidade do seio com o local da cirurgia, bem como para saber se a lesão apical perfura a cavidade sinusal. Mesmo que uma lesão periapical seja extensa e oblitere a membrana do seio, após a cirurgia para remover a lesão, a membrana do seio pode reformar-se. A microcirurgia endodôntica pode ser indicada quando existe um corpo estranho, como uma lima separada ou um enchimento excessivo de guta percha durante o tratamento convencional. Uma CBCT pré-cirúrgica será fundamental para mostrar exatamente onde se encontra o corpo estranho e se este se encontra no seio.

Primeiros molares superiores

Acesso

A microcirurgia endodôntica em molares superiores também é um meio previsível de tratar a periodontite apical persistente, mas apresenta mais alguns desafios em comparação com o tratamento de pré-molares. Quanto mais posterior o dente estiver posicionado, maior será o desafio. O acesso pode ser limitado por várias razões, mas principalmente devido a tecidos moles apertados e lábios que impedem a retração suficiente para alcançar uma peça de mão em posição enquanto um retractor também está presente. O processo coronoide pode estar próximo do osso alveolar e impedir também o acesso com a peça de mão. O ajuste da posição da mandíbula do doente e a utilização de diferentes tipos de retractores que se adaptam ao espaço operatório são formas de tentar ultrapassar este desafio. É aconselhável determinar se o acesso será adequado durante uma consulta de pré-tratamento. Uma vez que o acesso pela vestibular possa ser estabelecido, o tratamento das raízes vestibulares dos molares superiores apresenta desafios de abordar adequadamente as raízes amplas que contêm múltiplos canais, especialmente as raízes mesiovestibulares e distovestibulares, que estão fundidas às raízes palatinas. Estas raízes requerem uma ressecção significativa com um bisel de quase zero graus. Estudos anatómicos mostram que as raízes mesiovestibulares dos molares superiores requerem 4 mm de ressecção apical para expor previsivelmente o istmo entre múltiplos canais, para que possam ser limpos e obturados eficazmente, mas esta ressecção deve ocorrer com pouco ou nenhum bisel para revelar o canal mais palatino. A angulação ou o eixo longo do canal MB2 nas raízes mesiovestibulares está normalmente orientado para longe do operador, em direção ao palato, e requer o reconhecimento e a alteração da ponta ultra-sónica durante a preparação da extremidade da raiz para uma com um ângulo obtuso, de modo a preparar adequadamente o canal ao longo do seu eixo longo. A utilização de imagens de CBCT proporciona ao operador a vantagem de reconhecer a posição e a angulação do canal no pré-operatório.

Abordagem palatal

A cirurgia palatina é algo que é importante aprender e ser capaz de realizar, mas mesmo o microscópio tem limitações quando a cirurgia palatina é indicada. O procedimento pode ser incómodo, com um período de recuperação mais longo devido à localização e à irritação constante do céu da boca, bem como à dificuldade em manipular um tecido tão espesso. Embora possa ser necessário efetuar a cirurgia bucal e palatina ao mesmo tempo, se for possível escolher, deve considerar-se a realização das duas cirurgias em sessões separadas. Desta forma, evita-se a criação de uma comunicação direta, caso esta ainda não exista. Recomenda-se vivamente a realização de uma CBCT antes da cirurgia palatina, para determinar a proximidade do ápice da raiz palatina ao osso, bem como para determinar se a raiz se encontra no seio maxilar. Além disso, dependendo da proximidade da raiz palatina com as raízes vestibulares, a possibilidade de uma abordagem cirúrgica vestibular à raiz palatina pode ser viável. Na maior parte dos casos, a cirurgia palatina deve ser limitada aos primeiros molares ou anteriores a estes, uma vez que os segundos molares podem ser inacessíveis e apresentar mais riscos anatómicos. O forame palatino maior está localizado 3-4 mm antes da borda posterior do palato duro, com o nervo e os vasos correndo anteriormente na submucosa. Ao elevar o tecido mole para trabalhar num primeiro molar, o nervo palatino maior e os vasos podem ser incluídos no retalho, mas isto não apresenta qualquer problema.

A CBCT é de facto um pré-requisito para a cirurgia palatina para ver a proximidade da raiz palatina ao osso palatino, bem como ao seio. Se um dente for tratado primeiro de forma conservadora, por exemplo, para selar uma perfuração, então a raiz pode ser preenchida ortograda com MTA ou Biocerâmica. Depois, durante a cirurgia apical, apenas a raiz palatina terá de ser ressecada, sem necessidade de uma retropreparação ultra-sónica e de uma obturação da extremidade da raiz. Mesmo quando a cirurgia palatina pode ser realizada de forma eficiente, a preparação ultra-sónica e a obturação da extremidade radicular podem ainda ser incómodas. O acesso e a angulação com a ponta ultra-sónica são complicados, por isso, se a porção apical da raiz palatina puder ser preenchida convencionalmente, isso seria ideal antes da cirurgia apical.

Segundos molares

Os segundos molares superiores são difíceis devido aos seguintes factores Posição posterior, o que cria dificuldades de acesso Inclinação do dente, em que as pontas das raízes estão posicionadas mais profundamente no alvéolo em direção palatina Posição da raiz MB em relação à raiz DB do primeiro molar, em que o ápice da raiz mesiovestibular de um segundo molar está atrás da raiz distovestibular do primeiro molar A fusão da raiz é comum, criando istmos e barbatanas que têm de ser encontrados e tratados

A avaliação pré-operatória do local da cirurgia, incluindo a avaliação das inclinações e proximidades das raízes adjacentes, é essencial, especialmente quando se tenta efetuar uma cirurgia apical numa raiz mesiovestibular de um segundo molar que se encontra junto a uma raiz distovestibular de um primeiro molar vital. As imagens de CBCT fornecem informações úteis sobre a proximidade e a profundidade das raízes em relação aos dentes adjacentes, mas ainda é necessário efetuar um exame clínico para confirmar que o acesso é possível, tendo em conta o processo coronoide sobrejacente e o grau de abertura e flexibilidade dos tecidos moles do paciente. Uma vez que a posição do operador é frequentemente num ângulo mesial em relação ao dente, em vez de diretamente em linha, são necessários tecidos moles flexíveis e algum espaço entre as raízes do primeiro e segundo molares para aceder com êxito às extremidades radiculares de um molar superior.

Aspectos periodontais

Os primeiros e segundos molares superiores têm frequentemente placas vestibulares finas que podem apresentar deiscências, exposições de furca e fenestrações, o que pode resultar numa futura degradação periodontal acelerada. A utilização de procedimentos regenerativos de tecidos guiados pode reduzir eficazmente os defeitos de furca de Classe 2, transformando-os em defeitos de Classe 1 ou, por vezes, reduzindo-os totalmente. A utilização de procedimentos regenerativos de tecidos guiados, incluindo enxertos, barreiras e agentes bioactivos, pode reduzir o impacto periodontal da cirurgia e melhorar potencialmente o resultado pós-cirúrgico, especialmente quando existe um defeito endo/perio. A cirurgia endodôntica posterior da maxila é um meio previsível de tratar a periodontite apical persistente. As complicações podem ser reduzidas e a previsibilidade aumentada quando o tratamento é combinado com o benefício do planeamento pré-cirúrgico da imagem CBCT e a precisão proporcionada pela ampliação e iluminação do microscópio operatório.

Reparação cirúrgica da perfuração da raiz

As perfurações radiculares têm um impacto negativo no prognóstico a longo prazo dos dentes tratados endodonticamente, uma vez que conduzem à destruição dos tecidos periodontais de suporte adjacentes e à degradação óssea. As perfurações podem ocorrer como resultado da reabsorção radicular ou podem ser resultado de um erro iatrogénico durante o tratamento endodôntico ou a preparação do espaço pós-tratamento. A reparação de perfurações pode ser um desafio e, se não for bem sucedida, pode resultar num mau prognóstico. Historicamente, a reparação de perfurações tem uma baixa taxa de sucesso e os clínicos optam frequentemente por extrair do que tentar reparar. Devido à anatomia do sistema radicular e ao acesso limitado aos locais de perfuração através do espaço do canal radicular, os resultados da reparação não cirúrgica da perfuração podem ser imprevisíveis, mesmo quando é utilizado um cimento biocompatível como o MTA.

Possíveis desafios à reparação não cirúrgica de perfurações

1. Incapacidade de discernir o tamanho e a forma exactos do defeito de perfuração.

2. Dificuldade de acesso ao local da perfuração através do sistema de canais radiculares.

3. Dificuldade em controlar a quantidade de material de reparação que é extrudido para o periodonto e para o osso de suporte, o que pode aumentar as probabilidades de inflamação crónica e de fracasso.

4. Incapacidade de remover o material de reparação excessivamente estendido que se encontra no tecido periodontal e no osso de suporte.

5. Uma quantidade excessiva de hemorragia no local da perfuração pode interferir com a fixação do material de reparação.

Factores que aumentam o prognóstico positivo a longo prazo da reparação de perfurações

1. Selagem completa do local da perfuração. Isto permite que o tecido periodontal e o osso se reconstruam, reparem e possivelmente se fixem ao material de reparação da perfuração. A selagem completa do local da perfuração impede a fuga de bactérias e dos seus subprodutos, ou de quaisquer outros irritantes do sistema de canais radiculares que causem inflamação ou doença.

2. Restauração da anatomia original da superfície radicular perfurada. Isto permitiria às células periodontais e ósseas vizinhas reorganizarem-se e alinharem-se o mais próximo possível da sua posição tecidular original.

3. Biocompatibilidade dos materiais de reparação de perfurações. Muitos materiais de restauração, como a amálgama e o compósito, induzem uma reação inflamatória, que pode resultar na formação de tecido conjuntivo fibroso e, em última análise, levar ao fracasso. Os requisitos para o material de reparação de perfurações são:

a) Biocompatibilidade

b) Facilidade de utilização

c) Não reabsorvível

d) Resistência a fugas marginais

e) Tempo de fixação razoável

f) Radiopacidade.

O MTA, o SuperEBA, o Geristore e o Bioceramic são materiais que demonstraram um sucesso pós-operatório a longo prazo na reparação de perfurações. Muitos estudos confirmam que o cimento MTA promove a cicatrização de reparações no local da perfuração. O Geristore (ionómero de vidro modificado com resina) também apresenta resultados favoráveis quando utilizado em determinadas condições. Nenhum destes materiais possui todos os requisitos para um material ideal de reparação de perfurações. A caraterística pertinente para a reparação de perfurações, mas uma desvantagem, é o longo tempo de presa do MTA, tornando-o suscetível de ser lavado se for utilizado em grandes perfurações radiculares, perfurações próximas do nível cervical, ou em perfurações que comunicam com o sulco. Apesar de a adesão inicial do MTA ao local da cavidade ser superior, a saliva e os fluidos sanguíneos podem facilmente lavar o cimento do MTA e causar insucesso. O material de reparação radicular biocerâmico está agora disponível numa formulação de presa rápida. Apesar de o material endurecer em 9-14 minutos, não tem a força necessária para resistir à destartarização e ao planeamento radicular se for colocado acima da gengiva, especialmente em casos de reparação radicular cervical. Em casos como estes, o Geristore, que é insolúvel em fluidos orais, tem grandes capacidades de adesão à dentina com baixa contração de polimerização e elevada resistência à compressão, seria o material de eleição. O Geristore é um material estável, tem um tempo de presa rápido e uma resposta favorável do tecido periodontal adjacente. No entanto, o Geristore pode ser difícil de manipular e deve ser mantido um campo completamente seco durante a sua aplicação. É de salientar que, embora a resposta do tecido periodontal ao Geristore seja superior à de muitos outros materiais, a sua interação com as células osteogénicas não é tão favorável como a da Biocerâmica.

4. Momento da reparação da perfuração. A reparação da perfuração deve ser efectuada o mais próximo possível do momento da perfuração. Esta é uma consideração extremamente importante quando o local da perfuração está próximo do nível cervical e se comunica com o sulco. A probabilidade de reparação completa do tecido circundante pode diminuir drasticamente se o tratamento for adiado

5. Localização da perfuração. Quando o local da perfuração está completamente rodeado por osso saudável, a taxa de sucesso aumenta significativamente após a reparação. A cicatrização após um tratamento bem-sucedido de uma lesão deste tipo é semelhante à de um canal radicular infetado com patologia lateral proveniente de um canal lateral ou de um forame apical.

6. Oclusão. O dente perfurado tratado deve ter uma oclusão normal a mínima após a reparação da perfuração. A oclusão hiperoclusiva/traumática pode comprometer o resultado do tratamento.

7. Falta de mobilidade dentária. É importante manter a mobilidade ao mínimo para permitir a cicatrização adequada dos tecidos. Se o dente tratado tiver mobilidade de Classe II ou III, deve considerar-se a colocação de uma tala como parte do tratamento de reparação da perfuração.

8. Competências técnicas do operador. A atenção aos pormenores na reparação cirúrgica de perfurações é crucial para um bom resultado a longo prazo.

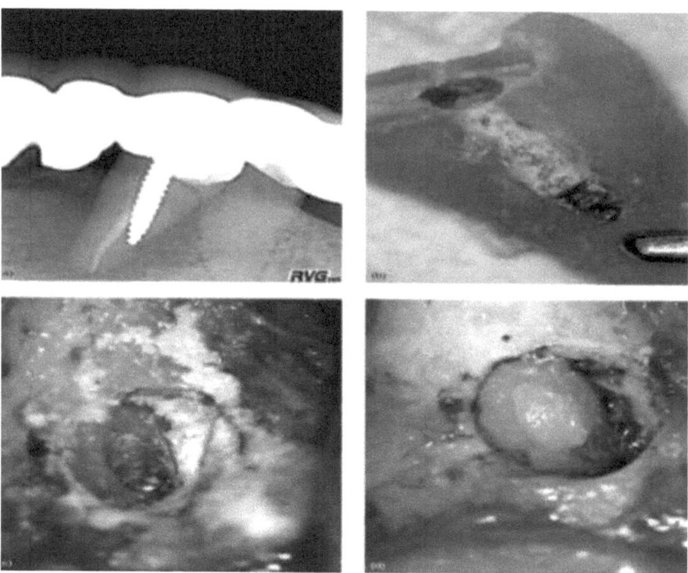

Exemplos de perfurações radiculares. (a) Radiografia mostrando uma perfuração causada por um pino com parafuso. (b) A perfuração de uma tira num dente extraído mostra a extensão dos danos causados por um pilar ativo do tipo parafuso. (c) Perfuração de forma oval criada por uma broca de espaço para pilar. (d) Perfuração de forma oval reparada cirurgicamente com Geristore.

Técnicas de reparação cirúrgica de perfurações

O principal objetivo da reparação cirúrgica de perfurações é eliminar a inflamação e a infeção do local da perfuração e estabelecer um ambiente saudável para a regeneração óssea. A maioria das perfurações mecânicas criadas por brocas pós-preparação são anguladas para vestibular, mesial ou distalmente à superfície da raiz. As perfurações linguais ou palatinas são menos prováveis de ocorrer devido à angulação dos dentes nos maxilares superior e inferior. Uma vez identificada uma perfuração radicular através de radiografia ou CBCT, o operador deve determinar se a reparação da perfuração deve ser efectuada através de uma abordagem cirúrgica, tratamento intracanal não cirúrgico ou uma combinação de ambos. Se o local da perfuração estiver bem rodeado por osso intacto, o retratamento não cirúrgico pode ser a primeira opção para a reparação da perfuração, utilizando MTA ou Bioceramic com uma abordagem intracanal. É importante efetuar uma avaliação de acompanhamento para determinar se é necessária uma reparação microcirúrgica. É importante que o operador evite o planeamento radicular da superfície que rodeia o defeito de perfuração para preservar as fibras periodontais remanescentes que poderiam permitir a reinserção. As técnicas cirúrgicas utilizadas na reparação de perfurações dependem da localização da perfuração.

1. Perfuração da raiz no terço médio a apical rodeada por osso intacto com acesso cirúrgico adequado. Esta é a reparação de perfuração mais previsível e mais simples se o local da perfuração for totalmente acessível ao operador. A selagem do defeito de perfuração deve ser semelhante a uma obturação do extremo apical da raiz. Uma vez exposto cirurgicamente o local da perfuração, deve ser feita uma retropreparação de, pelo menos, 2 mm no interior da raiz, utilizando a ponta de ultra-sons adequada. Se um pilar metálico estiver a sobressair do local da perfuração ou próximo da superfície da raiz, o pilar deve ser cortado até, pelo menos, 2 mm no interior da raiz, se possível, utilizando uma nova broca redonda de carboneto de tamanho 0,25 ou 0,5. Podem ser efectuados cortes inferiores no interior da raiz através da abertura da perfuração para permitir uma melhor retenção do material de reparação. Uma vez introduzido o material de reparação no interior da cavidade da perfuração, este deve ser contornado com a superfície externa da raiz. Se o local da perfuração for grande e for reparado com um material suscetível de ser lavado, pode ser colocado sulfato de cálcio por cima do material. O material de reparação radicular biocerâmico deve ser considerado quando existe uma preocupação de que o MTA possa sair por lavagem.

2. Perfuração que causou um defeito de furca com acessibilidade limitada ao local da perfuração. Nestes casos, os melhores resultados são obtidos através da introdução de material de reparação de cimento através do espaço do canal radicular ou do espaço de preparação do pilar. Se um pilar já estiver cimentado, a remoção do pilar é indicada. Depois de o canal para o local da perfuração ter sido completamente instrumentado e desinfectado, podem ser utilizados materiais de reparação biocompatíveis, como Bioceramic ou MTA, para selar este espaço. O material pode ser empurrado firmemente para o local da perfuração e uma radiografia pós-operatória deve confirmar um selamento contínuo da perfuração sem espaços vazios. Após o selamento completo do canal e do acesso coronal, é levantado um retalho abaixo do nível do local da perfuração para permitir o acesso completo para remover qualquer excesso de material. Uma vez removido o excesso de material, é importante restaurar a anatomia original da superfície da raiz utilizando instrumentos de acabamento microcirúrgicos. Esta intervenção cirúrgica pode ser efectuada numa segunda visita, cerca de 24 horas após a reparação não cirúrgica da perfuração, para permitir a fixação completa do material. O sulfato de cálcio ou o colagénio podem ser utilizados como material de enxerto neste espaço.

3. Perfuração na área interproximal com acesso limitado ao local da perfuração. Com tais perfurações, é importante que o operador preserve o osso saudável e evite danos aos dentes adjacentes. Se o local da perfuração não for totalmente acessível durante o tratamento cirúrgico, será necessária a remoção da restauração para que o material de reparação tenha um caminho intracanal para chegar ao defeito da perfuração. O excesso de material de reparação pode ser removido cirurgicamente.

4. Perfuração a nível cervical com comunicação direta com a cavidade oral. Este tipo de perfuração é um desafio endodôntico/periodontal e a reparação pode ser menos previsível, principalmente devido ao potencial questionável de regeneração e fixação do tecido periodontal. O sucesso da reparação deste tipo de perfuração depende muito do tempo de tratamento. Quanto mais cedo o tratamento for efectuado após este tipo de perfuração, mais bem sucedido poderá ser o resultado. O endodontista deve informar os dentistas que encaminham o paciente para a importância de encaminhar estes casos imediatamente para tratamento adequado, de modo a reduzir estas potenciais complicações.

Tratamento cirúrgico da reabsorção radicular externa

A reabsorção radicular externa resulta da atividade osteoclástica na superfície externa da raiz, ao passo que a reabsorção radicular interna está associada a uma inflamação crónica de longa data da polpa, que, por sua vez, resulta na atividade destrutiva celular de células gigantes multi-nucleadas nas paredes dentinárias. Se a reabsorção radicular interna não for tratada numa fase inicial com terapia endodôntica, pode progredir para se tornar externa, perfurando a superfície da raiz e comunicando com o tecido periodontal. O tratamento cirúrgico da reabsorção radicular interna não está indicado após a terapia endodôntica convencional, a menos que tenha causado uma perfuração externa da raiz e a obturação não cirúrgica do canal se revele insuficiente para a cicatrização necessária dos tecidos perirradiculares de suporte.

É importante determinar a etiologia da reabsorção radicular externa antes de qualquer intervenção cirúrgica: em primeiro lugar, para determinar se o tratamento cirúrgico está indicado e, em segundo lugar, para evitar a potencial recorrência da reabsorção após a reparação cirúrgica da superfície radicular danificada. A avaliação e o diagnóstico diferencial devem incluir uma análise cuidadosa de uma possível história de trauma ou tratamento ortodôntico, testes de vitalidade pulpar, sondagem periodontal, TCFC e avaliação da oclusão. Se se verificar que a reabsorção radicular externa está associada a tecido pulpar cronicamente inflamado ou infetado, o tratamento endodôntico deve preceder qualquer tratamento cirúrgico para reduzir o fator etiológico desencadeante que pode ter levado à atividade osteoclástica. Isto é comum em lesões traumáticas que podem resultar numa polpa necrótica e em danos no cemento e no ligamento periodontal. O hidróxido de cálcio, como medicamento antibacteriano intracanal, aumenta o pH da dentina e inibe o ácido osteoclástico no ligamento periodontal. Os dentes flectem sob pressão e stress. A tensão e a compressão podem eventualmente causar danos no tecido dentário e no periodonto. Forças oclusais excessivas frequentes e sustentadas podem resultar em reabsorção cementária numa área localizada de tensão concentrada na superfície da raiz, o que, por sua vez, pode ser o gatilho para os macrófagos se diferenciarem em osteoclastos, que são responsáveis pela reabsorção externa da raiz. Nestes casos, justifica-se uma avaliação completa do dente em oclusão e da excursão da mandíbula. O tratamento do canal radicular pode nem sempre ser necessário antes da reparação cirúrgica da reabsorção radicular externa, se essa reabsorção não estiver diretamente associada ao tecido pulpar dentário ou na sua proximidade. A reparação cirúrgica de perfurações causadas por reabsorções radiculares externas deve ser abordada de forma semelhante às perfurações radiculares mecânicas, exceto que o operador deve determinar a etiologia da reabsorção, uma vez que esta deve ser abordada durante ou antes da cirurgia.

Deve ser efectuado um teste de diagnóstico adequado para avaliar a causa e a extensão da lesão. Para além das radiografias periapicais, a TCFC é obrigatória para o tratamento de defeitos de reabsorção. Os testes de vitalidade da polpa determinarão se o tratamento não cirúrgico do canal radicular está indicado antes da cirurgia. A sondagem periodontal, a sondagem óssea após a anestesia e a avaliação da oclusão também ajudarão a determinar os protocolos de tratamento. Assim que os tecidos gengivais são reflectidos e o acesso à reabsorção é estabelecido, observa-se normalmente o crescimento de tecido inflamatório no defeito de reabsorção. Este tecido deve ser removido utilizando uma escavadora seguida de uma broca redonda de alta velocidade de tamanho adequado. Nos casos em que se encontra tecido ósseo duro a crescer no interior do defeito de reabsorção, como na anquilose dentoalveolar, é importante estabelecer um limite claro entre o tecido ósseo circundante e a superfície radicular externa sólida, removendo e separando o tecido ósseo no interior do defeito do tecido ósseo circundante, utilizando uma broca redonda de alta velocidade. Se necessário, podem ser feitos cortes inferiores no interior da superfície da raiz utilizando pontas ultra-sónicas cirúrgicas antes de restaurar o local do defeito preparado. Tal como nas reparações de perfurações cirúrgicas, os materiais de eleição para a reparação de reabsorções são o MTA, o Geristore ou a Biocerâmica. Os defeitos de reabsorção radicular externa que comunicam com o sulco são melhor restaurados com Geristore, enquanto os defeitos de reabsorção rodeados por tecido ósseo são melhor restaurados com Biocerâmica. É necessário efetuar um acompanhamento para determinar se ocorrem complicações periodontais e, por conseguinte, se está indicada uma futura cirurgia periodontal.

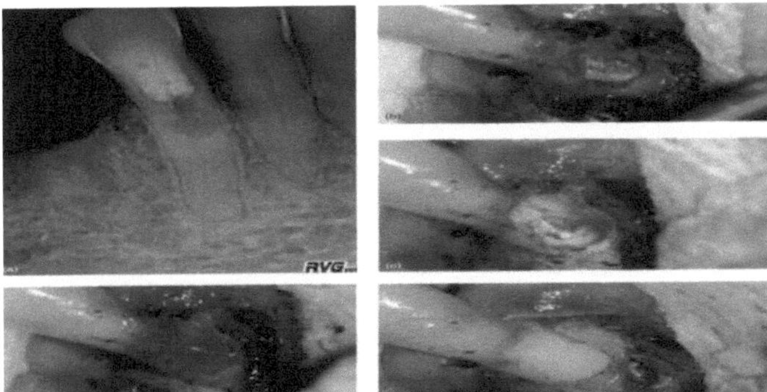

Reabsorção radicular externa subgengival na vestibular de um canino mandibular direito, reparada com Geristore. (a) Radiografia pré-operatória mostrando a extensão da reabsorção radicular quase até ao nível médio da raiz; (b) exposição cirúrgica do defeito; (c) tecido inflamatório removido do local da reabsorção utilizando uma escavadora e uma pequena broca redonda; os cortes inferiores também podem ser feitos no interior da raiz utilizando uma ponta cirúrgica ultra-sónica; (d) ataque ácido aplicado; (e) Geristore foi colocado e polido com brocas de acabamento.

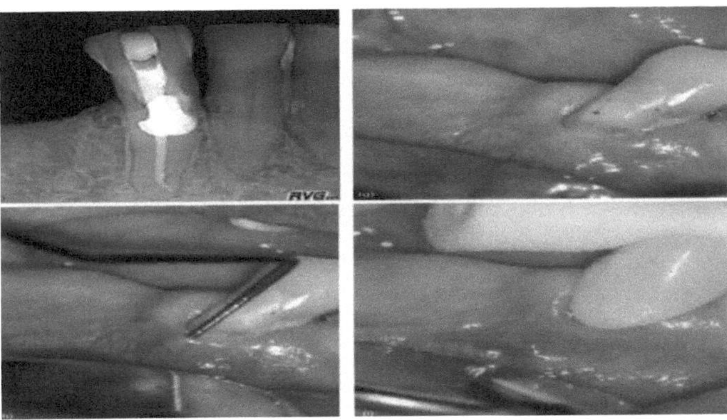

(Continuação) (f) Radiografia pós-operatória; (g) seguimento de três meses mostrando a cicatrização dos tecidos moles; (h) sondagem normal; (i) seguimento de seis meses da reparação da reabsorção cirúrgica onde o dente foi preparado para uma coroa

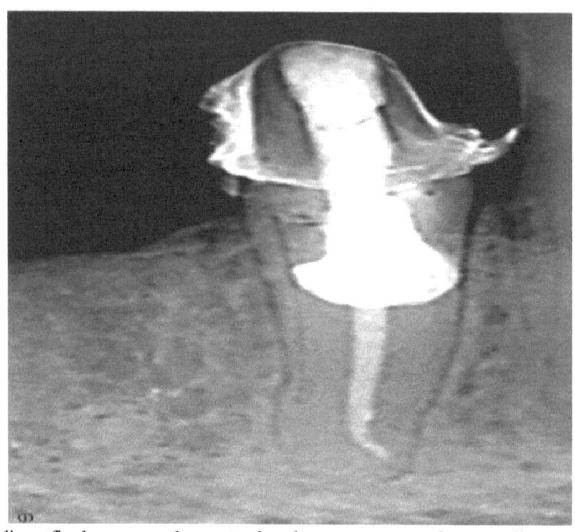

(Continuação) (j) Radiografia de acompanhamento de seis meses mostrando osso adjacente saudável enquanto o dente é preparado para uma coroa permanente.

Replantação intencional

Armamentário

- Microscópio
- Pinças cirúrgicas Karl Schumacher #10AS e #222AS
- Solução equilibrada de Hanks ou pedialyte
- Bacia de vómito
- Massa de fixação rápida biocerâmica

A reimplantação intencional foi definida como "a remoção intencional de um dente e a sua substituição quase imediata com o objetivo de obturar os canais apicalmente enquanto o dente está fora da cavidade".

Taxa de sucesso

As taxas de sucesso da reimplantação intencional variaram entre 34% e 95%. Os parâmetros eram muito variados e foi difícil chegar a um consenso. Os estudos sofreram com técnicas desactualizadas e de baixa qualidade quando comparadas com a metodologia atual. Mais recentemente, uma revisão sistemática de artigos de 1966 a 2014 indicou uma taxa de sucesso de 88%.

Indicações

1. Acesso difícil. O acesso cirúrgico aos segundos molares inferiores é extremamente difícil. À medida que se avança mais posteriormente na mandíbula, o osso fica muito mais espesso, como resultado da crista oblíqua externa e as raízes dos segundos molares inferiores inclinam-se mais para a língua do que os primeiros molares. A quantidade de osso que tem de ser perfurado aumenta significativamente. O acesso também é um problema quando se efectua uma cirurgia apical em raízes palatinas. Uma abordagem vestibular a uma raiz palatina é possível quando o ápice da raiz se curva mais para vestibular. No entanto, a visibilidade é significativamente dificultada pelo arco zigomático. Além disso, a perfuração do seio maxilar é frequentemente uma preocupação. Uma abordagem palatina é tecnicamente desafiadora. Nos dentes maxilares com raízes convergentes, a reimplantação é uma excelente opção, dada a relativa facilidade de extração devido à espessura e maleabilidade da maxila.

2. Limitações anatómicas. A proximidade dos dentes a pontos de referência anatómicos, como o forame mental ou o canal mandibular, torna a cirurgia arriscada devido à possível parestesia pós-operatória.

3. Perfurações em áreas não acessíveis cirurgicamente. Uma abordagem cirúrgica tradicional exigiria a remoção desnecessária da estrutura óssea e radicular para alcançar o local da perfuração.

4. Utilização de bisfosfonatos. Foi documentado que o uso prolongado de bisfosfonatos orais e intravenosos pode causar osteonecrose quando é efectuada uma cirurgia oral. Uma vez que o reimplante envolve extração, este facto deve ser considerado durante o planeamento do tratamento e pode impedir que o reimplante seja uma opção para estes doentes.

Reimplantação ou apicoectomia

Existem vantagens distintas da reimplantação em relação à cirurgia apical convencional. Não é necessário um retalho para o reimplante, reduzindo assim o trauma nos tecidos moles e melhorando a experiência de cicatrização. O dente reimplantado actua como uma "ligadura" natural e elimina qualquer ferida aberta. Uma vez que não é necessária uma osteotomia, a reimplantação não resulta em perda de osso bucal. Isto facilita novamente a cicatrização pós-operatória. Durante a apicoectomia convencional, o campo de visão do médico é limitado pela osteotomia e pelas estruturas adjacentes, como o arco zigomático e o tecido da bochecha. Segurar um dente extraído permite um acesso total para inspecionar toda a superfície da raiz e a secção transversal ressecada. A manipulação de instrumentos microcirúrgicos e ultra-sónicos é mais fácil com o dente fora da boca. A reabsorção é uma consequência indesejável do reimplante. O PDL contém não só fibras, mas também factores de crescimento e diferenciação que desempenham um papel vital na reparação do PDL danificado após o reimplante. O restabelecimento da PDL com pouca ou nenhuma reabsorção determina, em última análise, o resultado do procedimento. Deve-se ter cuidado durante todo o procedimento para evitar danificar extensivamente a PDL. Isto é uma consideração tanto durante a extração como durante a degranulação do alvéolo. A curetagem das paredes do alvéolo deve ser evitada. A presença de células PDL quer no alvéolo quer na superfície da raiz é suficiente para o restabelecimento do PDL e para a prevenção da reabsorção. É de salientar que as formas de reabsorção transitórias acompanham a reimplantação. A reabsorção transitória tem lugar pouco depois da reimplantação, atinge o seu pico em 2-4 semanas, mas diminui para além de 2 meses.

Extração

Durante a extração convencional, o operador tem a opção de seccionar o dente, enquanto que para a reimplantação o dente tem de ser removido intacto. Esta é uma consideração importante durante o planeamento do tratamento. Para além disso, é importante manter o fórceps fora do cemento e assentar principalmente na coroa. Uma luxação vestibular/lingual suave e forças rotacionais ligeiras devem ser utilizadas para extrair o dente, tentando criar uma resposta inflamatória aguda na PDL, o que resulta numa maior mobilidade do dente. Deve-se utilizar um fórceps que permita uma boa aderência à coroa do dente. Dos casos que falharam devido à reabsorção do dente reimplantado, o processo de reabsorção é predominantemente na porção cervical do dente. Um fator que contribuiu para isso foi o facto de os bicos dos fórceps terem escorregado para a superfície da raiz, danificando células importantes do PDL.

Fase extra-oral

O tempo de trabalho no dente extraído deve ser reduzido ao mínimo. Quanto mais tempo um dente for mantido fora do alvéolo, mais provável é que ocorra a morte das células PDL, aumentando assim a hipótese de reabsorção no pós-operatório. Felizmente, com o dente extraído, o procedimento microcirúrgico pode ser realizado de forma eficiente e normalmente não há problemas de tempo.

Suporte de armazenamento

A solução salina equilibrada de Hanks (HBSS) demonstrou ser o meio de armazenamento mais adequado durante a fase extra-oral. Pedialyte é um substituto aceitável para a HBSS. Uma bacia de vómito e HBSS devem estar prontos antes da cirurgia. Assim que o dente for extraído, deve ser imediatamente embebido em HBSS. Ao manipular o dente na fase extra-oral, o dente pode ser mantido pela pinça apenas na sua coroa. A irrigação frequente do dente com HBSS numa seringa de plástico de 12 cc deve ser efectuada para que nunca ocorra secagem. Sempre que possível, manter o dente imerso no HBSS se não estiver a ser feito qualquer trabalho no dente.

Replantação

Deve-se ter cuidado para assegurar que a orientação correta é observada quando se replanta. Uma vez que a extremidade da raiz foi ressecada, pode haver espaço apicalmente no alvéolo. Isto permite ao clínico deprimir o dente e tê-lo em infraoclusão. O facto de o dente estar fora de oclusão permite uma melhor reinserção da PDL durante a cicatrização, uma vez que as forças oclusais são minimizadas. Um "estalo" ou "pop" pode ser ouvido durante a reimplantação. Isto indica que o dente está agora na sua posição original correta.

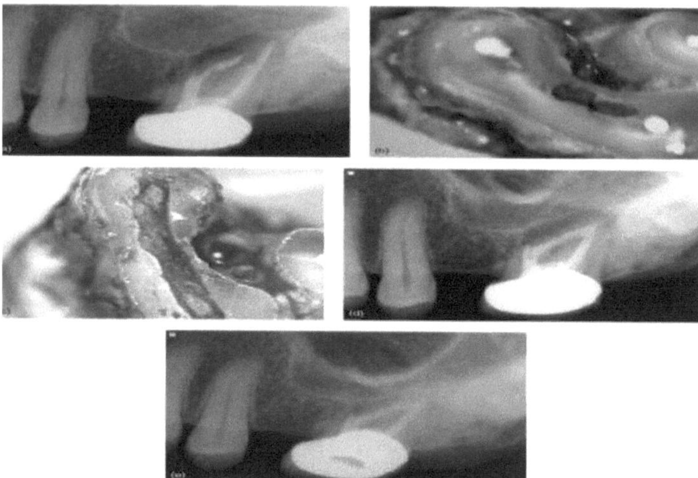

Segundo molar superior esquerdo com apicoectomia falhada. (a) Radiografia pré-operatória; (b) após a extração, foi evidente que a apicoectomia anterior identificou um istmo de MB para palatino, mas devido a limitações, não visualizou que o istmo se estendia até incluir o canal palatino; (c) todo o istmo foi preparado (foi utilizada massa biocerâmica para preencher a preparação da extremidade da raiz); (d) radiografia pós-operatória; (e) recordação de um ano com excelente cicatrização.

Esparadrapo

A mobilidade de um dente reimplantado deve ser reduzida ao mínimo. Quando a quantidade de perda óssea vestibular ou lingual/palatina não é extensa, a imobilização é apenas uma medida de precaução. Nestes casos, podem ser usadas suturas para cruzar a superfície oclusal do dente numa orientação vestibular-lingual. Recomenda-se a utilização de suturas não reabsorvíveis. Os pacientes devem ser sempre aconselhados a tentar não mastigar o dente extraído. Na maioria dos casos, as suturas podem ser removidas num prazo de 7 a 10 dias após a cirurgia. A cicatrização do PDL e a reinserção do epitélio ocorrem histologicamente 2 a 4 semanas após o reimplante. Nos casos em que a mobilidade não pode ser controlada eficazmente com a imobilização por sutura, podem ser utilizados fios ortodônticos semi-rígidos. O GlasSpan é uma boa alternativa aos fios ortodônticos. Quando estas técnicas de imobilização são utilizadas, as talas devem ser deixadas no local durante um período prolongado até que a reimplantação possa ser confirmada.

Instruções pós-operatórias

O desconforto pós-operatório após o reimplante é geralmente menor do que com a apicoectomia convencional. Este facto resulta de uma menor quantidade de trauma durante o reimplante e da ausência de uma ferida aberta. Os doentes devem ser instruídos no sentido de evitarem utilizar o lado onde foi efectuado o reimplante. A medicação analgésica de rotina, como o ibuprofeno 600 mg, é normalmente suficiente. A escovagem e o uso do fio dental devem ser evitados no dente reimplantado durante um ou dois dias, bem como no dente adjacente. Recomenda-se o enxaguamento com clorexidina para facilitar o controlo bacteriano da região. As visitas pós-operatórias devem ser realizadas com 2 semanas, 1 mês, 3-6 meses, 1 ano e depois, conforme desejado. Na fase inicial, se for observada uma mobilidade excessiva do dente, deve ser colocada uma tala ou melhorada para facilitar a reinserção do dente.

Tomografia Computorizada de Feixe Cónico

A utilização da TCFC tornou-se um padrão de cuidados para a microcirurgia endodôntica. Para procedimentos de reimplante, é discutível se a TCFC é sempre indicada. Um exemplo de uma indicação para a sua utilização seria determinar a direção exacta da curvatura das raízes de um dente. Ao determinar, por exemplo, que o ápice se curva severamente para vestibular (não visto numa película periapical), o médico pode luxar o dente para vestibular, utilizando assim essa curvatura vestibular como uma vantagem para "escorregar" para fora do dente sem o fraturar, ao contrário de luxar para lingual, o que quebraria uma ponta curvada para vestibular.

Reparação de erros processuais

O reimplante pode ser implementado para ajudar a reparar dentes com erros de procedimento, tais como limas separadas que não podem ser recuperadas e afectam negativamente a cicatrização, bem como preenchimentos excessivos de guta percha que não podem ser recuperados convencionalmente e causam o fracasso do caso. Em resumo, os reimplantes são previsíveis, fáceis para o doente e o melhor "implante" que podemos oferecer ao nosso doente. Deveria fazer parte do repertório cirúrgico de todos os endodontistas.

Regeneração de tecidos guiada em microcirurgia endodôntica

Os dentes que requerem microcirurgia endodôntica podem apresentar condições periodontais pré-existentes que podem prejudicar o potencial de cicatrização a curto ou longo prazo. A realização de cirurgia endodôntica tem como principal objetivo não só maximizar o resultado do procedimento do ponto de vista endodôntico, mas também periodontal, devolvendo o local ao seu estado periodontal pré-operatório, apesar da remoção óssea para aceder à extremidade da raiz. Uma vez que a microcirurgia endodôntica envolve um processo para estabilizar o estado endodôntico do dente enquanto se acede através das estruturas periodontais que afectam o estado geral do dente, as técnicas regenerativas tecidulares guiadas têm um lugar na gestão de todo o dente de um caso cirúrgico endodôntico. As técnicas regenerativas tecidulares guiadas envolvem a utilização de materiais de enxerto de substituição óssea, barreiras ou membranas oclusivas para as células, bem como agentes moduladores bioactivos do hospedeiro utilizados para maximizar o potencial de cicatrização do corpo para regenerar os tecidos perdidos do corpo em vez de permitir a sua reparação.

Osteotomia sem complicações

As osteotomias não complicadas representam casos cirúrgicos que apresentam apenas uma lesão endodôntica isolada, não havendo defeito periodontal. A maioria dos estudos de resultados em cirurgia endodôntica são casos que são selecionados para ter essas lesões endodônticas isoladas, e nesses estudos não há utilização de materiais GTR. Os estudos sobre o resultado da microcirurgia endodôntica encontram taxas de sucesso na ordem dos 93% quando não são utilizadas técnicas de GTR, o que indica que, nos casos em que está presente uma lesão endodôntica isolada, não há aumento do resultado nem alteração no favorecimento da regeneração versus reparação, quer seja utilizado um enxerto, uma membrana ou um agente bioativo em conjunto com as técnicas microcirúrgicas contemporâneas.

Osteotomia complicada

Os casos de osteotomia complicada representam aqueles em que uma lesão endodôntica isolada está presente sem componente periodontal, mas o tamanho da lesão é considerado grande e/ou as placas ósseas vestibular e palatina/lingual são lesões reabsorvidas. Estudos em animais, bem como evidências histológicas, apoiam fortemente a utilização de um enxerto e de uma membrana em casos de osteotomia complicada.

Envolvimento periodontal

O último tipo envolve casos em que está presente um defeito do osso alveolar de suporte, como uma raiz desnudada em que não existe placa vestibular inicialmente ou após degranulação ou ressecção. As evidências indicam que um caso periodontalmente envolvido beneficia da aplicação de GTR de três formas: Facilita a cicatrização, aumenta a taxa de sucesso e melhora o estado periodontal do dente. A estabilização do coágulo tem sido atribuída ao benefício do GTR no que respeita a um processo de cicatrização facilitado.

Um material à base de colagénio é o material de membrana mais frequentemente utilizado. O colagénio demonstrou ser vantajoso em relação aos materiais sintéticos e pode ser derivado de várias partes de cadáveres humanos ou de animais, mais frequentemente de origem bovina ou suína. As membranas de colagénio, devido à sua flexibilidade inerente e às suas propriedades de adesão, podem ser facilmente adaptadas aos defeitos. Normalmente, contêm uma camada compacta que é colocada em contacto com o tecido mole, evitando o colapso, e uma camada mais porosa colocada em contacto com o osso, permitindo a integração do osso recém-formado. Qualquer membrana deve estender-se aproximadamente 2-3 mm para além da margem do defeito.

Atualmente, existe no mercado uma membrana popular à base de colagénio, a Bio Gide. A Bio-Gide tem um desenho de duas camadas com o lado liso marcado "para cima" e um lado rugoso que está posicionado na direção do defeito. Tem uma elevada resistência à tração e torna-se adesiva quando saturada com fluido. A forma típica de colocar uma membrana é colocá-la sobre o local e, em seguida, com uma bola de algodão saturada, limpar os cantos da membrana. Nesta altura, a membrana pode ainda ser posicionada no local exato pretendido antes de saturar a membrana para que esta se mantenha no lugar. Deve-se tentar manter a membrana submersa abaixo do tecido mole antes de a suturar. No passado, quando se utilizavam materiais como o Gortex, se a membrana ultrapassasse o retalho, ficava infetada e tinha de ser imediatamente removida. Com as membranas de colagénio mais biocompatíveis utilizadas atualmente, continua a ser essencial mantê-las submersas, mas não causará necessariamente uma falha se se mover ligeiramente acima da linha de incisão. Além disso, é prática comum colocar um doente a tomar um antibiótico após a cirurgia, quando se utiliza enxerto ósseo/regeneração tecidular guiada, de modo a evitar a infeção pós-operatória e a rejeição dos materiais de enxerto.

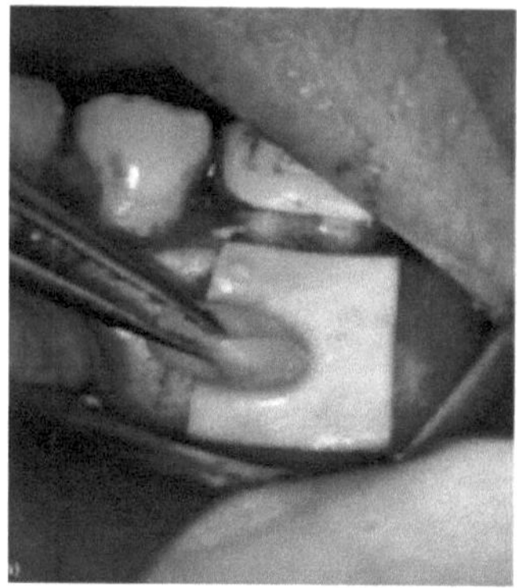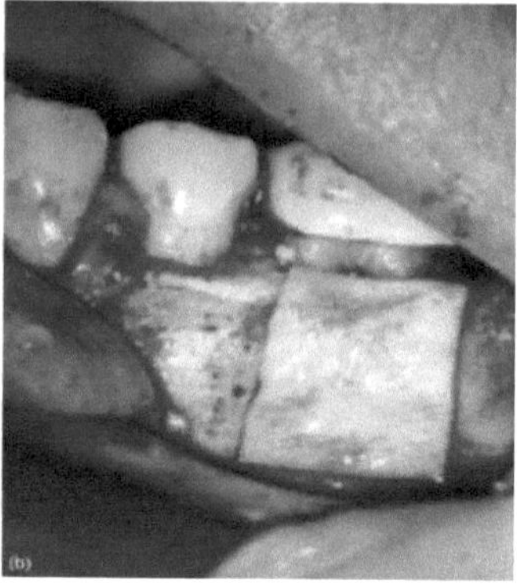

Colocação da membrana: (a) colocar a membrana batendo nos bordos com uma bola de algodão húmido; (b) a membrana deve estender-se 2-3 mm para além das margens do defeito.

Uma vez que a cirurgia endodôntica envolve deixar o dente natural no local, temos critérios diferentes daqueles que estão a tentar criar um local para uma eventual colocação de implante. Provavelmente não é crítico se a cicatrização na extremidade de um ápice de um dente tratado cirurgicamente consistir em osso, mais material de enxerto, mais tecido conjuntivo, desde que o paciente esteja assintomático e o dente esteja funcional; mas será que a taxa de sucesso/sobrevivência dos implantes diminuiria se estes estivessem a ser colocados em locais que não contêm muito osso hospedeiro? Isto não se refere a um acompanhamento de um ano, mas sim a um acompanhamento de 5-10 ou mesmo 20 anos.

Os tipos de lesões periapicais com prognóstico reservado seriam as lesões de grandes dimensões. A definição de "grande" é discutível. Alguns dizem que lesões maiores que 5 mm têm menor probabilidade de cicatrização, enquanto outros consideram 10 mm ou mais como o tamanho crítico que exigirá mais tempo para cicatrizar. Mesmo que a lesão seja de origem puramente endodôntica, sem comunicação periodontal, a maioria concorda que, quando a lesão atinge 10 mm ou mais, é indicado algum tipo de material de enxerto e/ou membrana. Com lesões que são "through and through", o que significa que a lesão se estende desde o osso vestibular até ao palatino ou lingual, há uma menor disponibilidade de células progenitoras para ajudar na cicatrização a partir do periósteo, endósteo e medula óssea; por conseguinte, há uma probabilidade muito maior de crescimento de tecido conjuntivo. Estes casos têm aproximadamente 30% mais hipóteses de cicatrização com a regeneração tecidular guiada, com 88% de sucesso com a RTG, contra apenas 57% sem RTG. Para poder tratar estas lesões com a maior probabilidade de cicatrização possível, pode ser necessário considerar a possibilidade de levantar um retalho bucal e palatino, colocar duas membranas e colocar o material de enxerto ósseo. Isto pode ser difícil ou mesmo impossível se a anatomia não o permitir, ou seja, a área palatina dos segundos molares ou as áreas linguais posteriores inferiores. Nestes casos, a TCFC é necessária para determinar a extensão exacta da lesão lingual/palatina e se existe uma perfuração óssea na lingual/palatina. Quando isto ocorre e o acesso se revela impossível, pode tentar-se colocar uma membrana atrás da raiz a partir de uma abordagem vestibular e colocá-la, seguida de material de enxerto ósseo e de uma segunda membrana, tendo em conta que a membrana palatina está apenas a atuar como uma barreira para evitar que o material de enxerto se espalhe por todo o local, actuando como um pedaço de "pão" numa sanduíche. Para colocar uma membrana palatina, deve ser levantado um retalho palatino, de modo a que a membrana possa cobrir o local da osteotomia e estender-se 2-3 mm sobre o osso saudável em redor do local da cirurgia.

Quando um defeito periodontal é encontrado durante a realização de microcirurgia endodôntica, com base em estudos clínicos em endodontia e muitos no campo da periodontia, e materiais regenerativos de tecido guiado são implantados, um benefício histológico, radiográfico e clínico é realizado. A vantagem da utilização de uma membrana mais um enxerto em casos com problemas periodontais é o potencial para proporcionar uma condição periodontal mais estável a longo prazo e reter o dente de forma mais eficaz devido à regeneração do osso de suporte em comparação com a cicatrização com uma reparação epitelial de tecidos moles do defeito.

Prognóstico da microcirurgia endodôntica

A preservação da dentição natural está no centro da evolução da endodontia e da microcirurgia endodôntica. A cirurgia endodôntica não era amplamente aceite até há poucos anos. Era considerada um procedimento invasivo num campo cirúrgico restrito, com uma taxa de sucesso limitada. Atualmente, é um procedimento realizado de forma precisa e metódica, com um resultado previsível, eliminando assim os pressupostos inerentes às abordagens cirúrgicas tradicionais. Neste capítulo, será abordada a literatura prognóstica sobre a cirurgia de extremidade radicular.

Parâmetros para o sucesso: Clínico e Radiográfico 2D

Uma preocupação ao avaliar o prognóstico na cirurgia endodôntica são os parâmetros usados para definir sucesso ou fracasso. No tratamento não cirúrgico, a cicatrização ocorre pela erradicação da fonte infecciosa do sistema de canais radiculares, permitindo que o corpo se repare e se regenere no periápice. Na cirurgia, a cicatrização é a de uma ferida excisional, uma vez que a anatomia é alterada no periápice. Como os padrões de cicatrização são nitidamente diferentes nos dois procedimentos, a aplicação de critérios comuns de sucesso endodôntico não cirúrgico, como o Índice Periapical (PAI), não é adequada. Para avaliar o resultado, a classificação mais sucinta e abrangente foi proposta pela primeira vez por Rud et al. em 1972. Esta classificação baseou-se em 70 biopsias em bloco efectuadas em seres humanos. As amostras foram simultaneamente examinadas clinicamente, radiograficamente e histologicamente. Esta classificação foi posteriormente avaliada por Molven et al. em 1987 e 1996, (A) (a) (A) (B) (C) num estudo a longo prazo, e foi considerada consistente e fiável. Molven criou uma representação diagramática da radiografia de acompanhamento para ajudar o observador a avaliar uma radiografia com uma ajuda visual bem definida, de modo a reduzir o enviesamento e a variabilidade do observador. A classificação radiográfica consiste em quatro grupos. O sucesso foi definido como grupo 1, cicatrização completa, ou grupo 2, cicatrização incompleta (formação de tecido cicatricial) e clinicamente pela ausência de dor, inchaço, sensibilidade à percussão ou trato sinusal. O insucesso incluiu o grupo 3, cicatrização incerta (redução do tamanho da lesão) ou o grupo 4; e cicatrização insatisfatória (mesmo tamanho ou aumento do tamanho da lesão), conforme determinado pela radiografia. O insucesso clínico foi definido como a presença de qualquer um dos sintomas acima mencionados. Muitos estudos tendem a incluir o grupo 3 (cicatrização incerta) sem sintomas clínicos como casos de cicatrização ou sucesso, distorcendo os resultados para o positivo. Estes dentes podem ser funcionais mas não são verdadeiramente bem sucedidos.

Parâmetros para o sucesso: "Critérios Penn D" para avaliar a cicatrização em CBCT

As radiografias periapicais são o método mais comum utilizado para avaliar o resultado da EMS. Os critérios de Rud e Molven, baseados na correlação entre achados clínicos, histológicos e radiográficos de indivíduos humanos, têm sido os critérios de resultados mais utilizados na endodontia cirúrgica. O estudo em humanos que foi realizado para estabelecer esses critérios envolveu a coleta de amostras de biópsia que incluíam blocos de osso dos pacientes. Uma ferramenta mais poderosa na deteção de radiolucências periapicais é a tomografia computorizada de feixe cónico (CBCT). É mais sensível na deteção de uma área radiolúcida e também nos permite visualizar a lesão tridimensionalmente. No entanto, a corroboração da lesão observada na TCFC com uma amostra histológica em seres humanos apresenta novamente o mesmo problema de restrições éticas. No entanto, à medida que a TCFC se torna o padrão de tratamento em endodontia, é imperativo ter um critério 3D para definir o sucesso ou o fracasso.

Métodos tradicionais

O sucesso clínico da cirurgia tradicional, baseado na ausência de sintomas e na cicatrização radiográfica, variou entre 17% e 90%. Os autores efectuaram uma meta-análise meticulosa da literatura em cinco línguas. O resultado foi apresentado em duas partes. O primeiro artigo apresentou e comparou as taxas de sucesso ponderadas e os rácios de risco relativo para a cirurgia tradicional de extremidade radicular (TRS) versus microcirurgia endodôntica (EMS). 21 estudos foram qualificados (12 para TRS (n = 925) e 9 para EMS (n = 699)) de acordo com os critérios de inclusão e exclusão. As taxas de sucesso ponderadas calculadas a partir dos dados brutos extraídos mostraram um resultado positivo de 59% para a TRS e de 94% para a EMS. Esta diferença foi estatisticamente significativa (P <0,0005). O rácio de risco relativo mostrou que a probabilidade de sucesso do SME era 1,58 vezes superior à probabilidade de sucesso da TRS. O uso de técnicas de TRS não deve mais ser considerado o estado da arte.

Técnica moderna versus abordagem microcirúrgica completa

O uso de ampliação e iluminação é parte integrante de uma abordagem microcirúrgica. Conforme discutido, o protocolo para microcirurgia endodôntica envolve o uso de ampliação de médio alcance para a maioria do procedimento cirúrgico, incluindo hemostasia, remoção de tecido de granulação, osteotomia, apicoectomia, preparação da extremidade da raiz e obturação da extremidade da raiz. Deve ser utilizada uma grande ampliação para a inspeção e documentação da superfície da raiz ressecada, da preparação da cavidade da extremidade da raiz e da obturação da extremidade da raiz, para observar detalhes anatómicos finos, tais como canais acessórios, istmos, barbatanas, microfracturas ou canais laterais. Uma vez que estes são um reservatório de microrganismos num caso de insucesso, a sua abordagem deve ser significativa na determinação do sucesso do caso - segunda parte da meta-análise, em comparação com as técnicas não microcirúrgicas contemporâneas (CRS) e EMS. Catorze estudos foram qualificados de acordo com os critérios de inclusão e exclusão2 , estando representados em ambos os grupos (7 para RSC (n = 610) e 9 para SGA (n = 699)). As taxas de sucesso combinadas ponderadas calculadas a partir dos dados brutos extraídos mostraram um resultado positivo de 88% para a RSC e de 94% para a SME. Esta diferença foi estatisticamente significativa (P < 0,0005). A diferença na probabilidade de sucesso entre os grupos foi estatisticamente significativa para os molares. Nenhuma diferença significativa foi encontrada para o grupo de pré-molares ou anteriores. Do ponto de vista clínico, a maior dificuldade anatômica e de acessibilidade dos molares em relação aos pré-molares e dentes anteriores poderia ser uma explicação lógica para a diferença estatisticamente significativa entre o uso do microscópio ou endoscópio em relação ao olho nu ou lupas.

Materiais de obturação da extremidade da raiz

Na cirurgia convencional de extremidade radicular, é utilizada amálgama. Juntamente com as alterações na técnica, foram introduzidos materiais biológicos, tais como IRM, SuperEBA, MTA e Biocerâmica. Foi confirmado que estes materiais são melhores do que a amálgama. Em dois ensaios clínicos aleatórios, que compararam o IRM e o MTA, foram registadas taxas de sucesso elevadas tanto para o MTA como para o IRM (MTA: 92%, IRM: 86,7%), mas sem diferença estatística. A superioridade do MTA deve-se às suas propriedades biocompatíveis. Tem demonstrado excelentes resultados histológicos em vários modelos animais quando colocado em contacto direto com os tecidos, mas uma das principais desvantagens do MTA são as suas propriedades de manuseamento, o longo tempo de presa e a descoloração da estrutura dentária remanescente. Nos últimos anos, foram introduzidos cimentos bioactivos de silicato tricálcico, que se revelam muito promissores na literatura publicada no que diz respeito à biocompatibilidade, selabilidade e propriedades físicas favoráveis. Um material de obturação do alvéolo radicular com um historial na literatura é o Retroplast, um compósito de resina para ligação à dentina. Numa comparação direta com o MTA, Von Arx et al. em 2010a mostraram que o sucesso do MTA foi de 91,3% e do Retroplast de 79,5%, respetivamente (P = 0,003). Não consideramos a colocação de Retroplast como parte do EMS.

Seleção de casos

A maioria dos dentes tratados endodonticamente raramente são extraídos por razões endodônticas (8,6%), mas principalmente como resultado de falhas de restauração (32,0%) ou periodontais (59,4%). Kim e Kratchman (2006) sugeriram uma classificação cirúrgica de A a F para uma seleção adequada dos casos. Em resumo, as classes A-C são caracterizadas por serem lesões primariamente endodônticas; as classes D-F descrevem casos com envolvimento periodontal associado. Numa comparação do resultado cirúrgico destas classes, Kimetal. (2008) encontrou um resultado de sucesso de 95,2% para os casos classificados como A-C, o que coincide com as taxas de sucesso obtidas na meta-análise sobre EMS. No entanto, foi encontrada uma taxa de sucesso de 77,5% para as classes D-F, onde foram observados os casos com lesões combinadas endodôntico-periodontais. Nestes casos, foram utilizados métodos regenerativos. É necessária mais investigação para salvar dentes com comunicação perio-endo através de técnicas microcirúrgicas e regenerativas.

Cirurgia

A maioria dos estudos sobre o prognóstico da reoperação apresenta taxas de sucesso inferiores às da primeira cirurgia, mas a maioria desses estudos foi efectuada antes da introdução do SGA. Com a técnica baseada no SME, é possível obter taxas de sucesso elevadas, mesmo em ressurgências, tal como confirmado por Songetal. (2011). Song observou uma taxa de sucesso de 92,9% nos 42 casos acompanhados durante 2 anos após o segundo procedimento cirúrgico. A causa mais comum de insucesso foi a ausência de preenchimento da extremidade radicular e a preparação incorrecta da extremidade radicular - não ao longo do eixo longo e/ou profundidade insuficiente. Em conclusão, os casos de insucesso representam geralmente o resultado de uma técnica deficiente: a incapacidade de controlar a anatomia no ápice e a utilização de materiais que não conseguem vedar a fuga microbiana do sistema de canais radiculares. Por conseguinte, a utilização de uma ampliação elevada e de materiais biocompatíveis, como as biocerâmicas, pode resultar numa elevada taxa de sucesso clínico, mesmo na cirurgia endodôntica.

Posicionamento

O posicionamento correto é a chave para qualquer procedimento microcirúrgico endodôntico. Isto significa o posicionamento correto do médico, do assistente, do monitor, do doente e do microscópio. Sem isso, o procedimento cirúrgico será mais longo do que o necessário, resultando num período de recuperação mais longo e mais doloroso para o doente. Ao compreender os conceitos e com uma conceção adequada do bloco operatório, o procedimento cirúrgico será eficiente e sem stress. Quando se pensa no microscópio, a primeira coisa que vem à mente é a ampliação e a iluminação. Estes aspectos são fundamentais, mas o microscópio também permite uma ergonomia adequada do médico, preservando as costas e o pescoço do profissional e, por conseguinte, prolongando a sua carreira. O microscópio permite sentar-se direito e recomenda-se também que a cadeira do médico tenha apoios de braços adequados, que permitam que os braços e os cotovelos se apoiem confortavelmente e apenas com uma ligeira flexão. O assistente é posicionado com uma visão direta do monitor, que, se o microscópio tiver uma câmara de vídeo acoplada, permite ao assistente ver a cirurgia em direto. Isto é fundamental, uma vez que um assistente bem treinado pode ajudar a partir do monitor, não tendo assim de se curvar para a boca do doente e mantendo uma boa postura. O monitor nunca deve estar à frente do médico, porque o médico deve estar a olhar através do microscópio, e seria desconfortável para o assistente ter de se virar para ver o monitor. Idealmente, ter dois assistentes para a cirurgia tornará o procedimento mais eficiente. Isto permite que um assistente se concentre na retração e sucção, enquanto o outro assistente pode passar os instrumentos e o material de obturação da extremidade radicular. A parte mais importante de qualquer procedimento endodôntico é o conforto do paciente. Isto também se aplica à cirurgia. Uma vez que o doente vai rodar o queixo, dependendo da arcada que está a ser trabalhada, é fundamental apoiar o pescoço do doente com uma almofada. Ao trabalhar um dente posterior maxilar ou mandibular, o doente é instruído a rodar para o lado, como se estivesse a dormir. Isto permitirá que o doente se mantenha confortável durante todo o procedimento, sem stress desnecessário para o pescoço ou para as costas. Outra almofada está disponível quando se trabalha nos quadrantes posteriores enquanto o doente está deitado de lado. Esta segunda almofada dá apoio à zona lombar e evita que o doente role para trás.

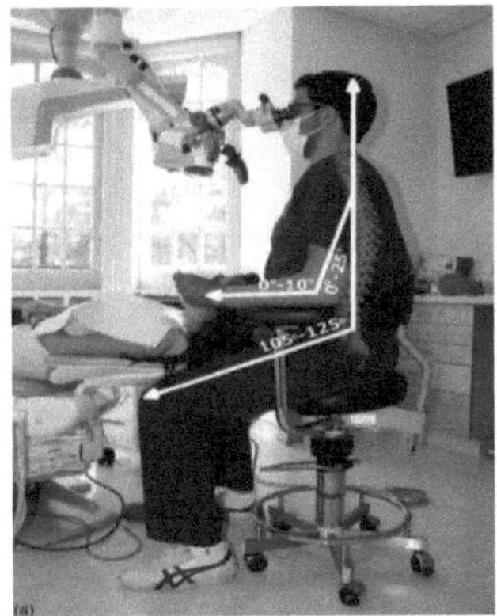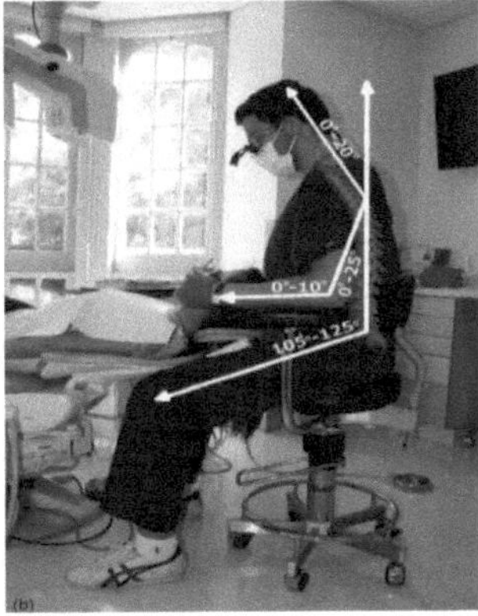

(a) Posição correta do operador. (b) Posição incorrecta do operador, causando possíveis problemas no pescoço e nas costas.

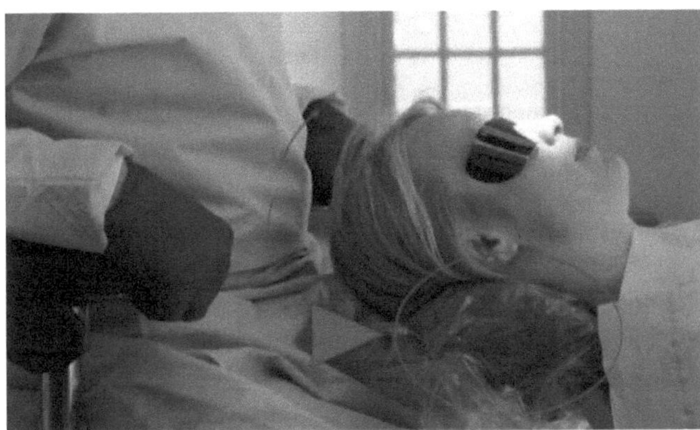

Almofada de pescoço 22 Posicionamento , permitindo ao doente rodar o queixo para os dentes maxilares ou mandibulares.

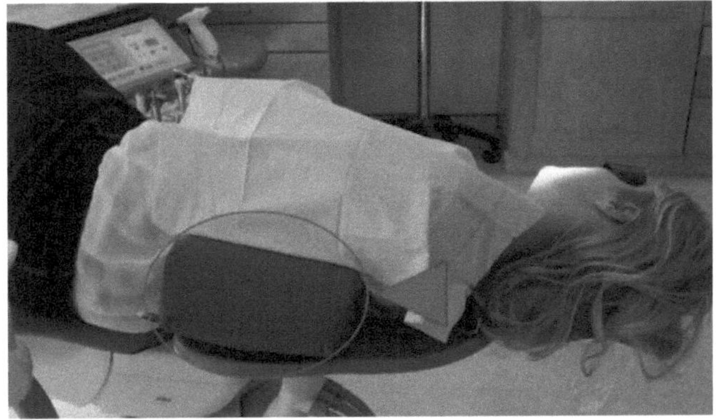

Almofada maior para apoio adicional das costas.

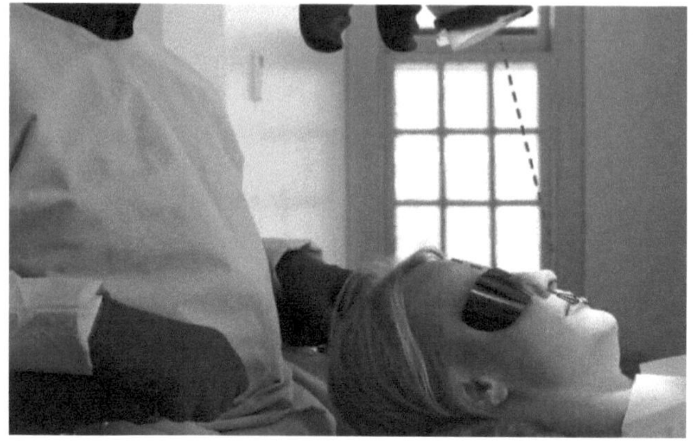

Posição do microscópio e do paciente para obter uma visão direta do dente anterior do maxilar.

Independentemente do quadrante da boca que está a ser trabalhado, é necessário manter a visão direta da extremidade da raiz que está a ser trabalhada. Se houver dependência do microespelho para ver onde o operador está a trabalhar, isso irá atrasar tremendamente o procedimento. A utilização do microespelho durante toda a cirurgia exigiria uma osteotomia maior para poder encaixar o espelho juntamente com uma peça de mão, bem como a necessidade constante de parar e limpar o espelho devido à água que distorce a visão do operador. O micromirror foi concebido apenas para inspeção, ao passo que é possível manter uma visão direta de qualquer raiz de qualquer dente, com um posicionamento adequado do paciente/microscópio. Para dentes maxilares, o queixo do paciente gira para baixo, enquanto o microscópio se inclina para longe do paciente. Ao trabalhar em dentes mandibulares, o queixo gira para cima e o microscópio inclina-se na direção do médico. Quando o microscópio e o dente estão perpendiculares, isto não permite uma visão completa de todo o ápice da raiz, necessitando da utilização constante de um microespelho.

Quando o microscópio está corretamente inclinado e a cabeça do doente está devidamente inclinada, é possível obter uma visão completa da superfície radicular ressecada, sem necessidade de biselar excessivamente a raiz, removendo a estrutura radicular desnecessária. Se todas estas instruções forem seguidas, cada procedimento cirúrgico pode ser concluído atempadamente, o que torna a recuperação muito mais rápida para o doente. Sem um posicionamento adequado, o operador acabará por passar mais tempo a ajustar o doente e o microscópio, prolongando assim todo o procedimento e tornando a cirurgia muito mais stressante do que o necessário.

Conclusão

A introdução da microcirurgia na endodontia cirúrgica minimiza o trauma e melhora o resultado dos resultados. Ao utilizar a ampliação e a iluminação, as raízes ressecadas revelam detalhes anatómicos intrincados. Em conjunto com a preparação ultra-sónica da extremidade radicular e a selagem estanque da cavidade da extremidade radicular com materiais biocompatíveis, os requisitos para o sucesso mecânico e biológico são cumpridos de forma mais adequada.

A microcirurgia, por si só, não acelera as taxas de cicatrização epitelial, mas através da adaptação perfeita dos tecidos aos bordos da ferida, pode criar distâncias mais pequenas para a migração epitelial durante o processo de cicatrização. A cicatrização mais rápida dos tecidos moles resulta da redução do trauma tecidular e do melhor fecho da ferida após procedimentos microcirúrgicos.

Para atingir estes objectivos, são necessárias várias medidas, incluindo um planeamento pré-operatório preciso do tratamento, tendo em conta a condição e a qualidade do tecido a manipular. Deve ser infligido o mínimo de trauma durante a incisão e levantamento do retalho. Tanto o retalho como o tecido não refletido que permanece na superfície do dente devem ser mantidos húmidos durante todo o procedimento, especialmente em situações em que é possível obter uma excelente hemostase. Por fim, é obrigatório o manuseamento delicado dos tecidos moles durante a sutura, devendo os bordos da ferida ser reaproximados sem tensão e mantidos no lugar com suturas atraumáticas não absorvíveis.

A endodontia microcirúrgica é eficaz no salvamento de dentes naturais e as taxas de sucesso a longo prazo atingiram atualmente um pico e devem ser comparadas com o retratamento ortográfico e a implantologia.

Bibilografia

1. COMITÉ ESPECIAL DA AAE PARA DESENVOLVER UM DOCUMENTO DE POSIÇÃO SOBRE MICROSCÓPIOS. Declaração de posição da AAE. Utilização de Microscópios e Outras Técnicas de Ampliação. J Endod. 2012;38:1153-55.

2. Selden HS. O papel do microscópio operatório dentário na Endodontia. Pa Dent J. 1986;53:36.

3. Harbert H. Gelo tópico: um precursor das injecções palatinas. J Endod. 1989;15:27.

4. Danielsson K, Evans H, Holmund A. Anestésicos locais de ação prolongada em cirurgia oral: Avaliação clínica da bupivacaína e da etidocaína para o bloqueio do nervo mandibular. J Oral Maxillofac Surg. 1986;15;119-26.

5. Johnson BR, Abedi H. Anestesia local e hemostasia. In: Torabinejad M, Rubinstein R. eds. A arte e a ciência da endodontia cirúrgica contemporânea. Quintessence Publishing Co, Ins. 2017;129-40.

6. Velart P, Peters CI. Tratamento de tecidos moles em cirurgia endodôntica. J Endod. 2005;31:4-16.

7. Momanrn W, Meier C. Circulação sanguínea gengival após feridas experimentais. J Clin Periodontol. 1979;6:417-24.

8. Harrison J, Jurosky K. Cicatrização de feridas nos tecidos do periodonto após cirurgia perirradicular. J Endod. 1991;17:544-52.

9. Kim S, Kratchman S. Conceitos e prática da cirurgia endodôntica moderna: uma revisão. J Endod. 2006;32;601-623.

10. Arella F, DE Ribot J. Aplicações da cirurgia piezoeléctrica na cirurgia endodôntica: uma revisão da literatura. J Endod. 2014;40:325-26.

11. Frank AL. Reabsorção inflamatória causada por um dente necrótico adjacente. J Endod. 1990;16:339-41.

12. Guttman JL, Harrison JW. Cirurgia endodôntica posterior: considerações anatómicas e técnicas clínicas. Int Endod J. 1985;18:8-34.

13. Stropko J. Morfologia dos canais dos molares superiores: observações clínicas das configurações dos canais. J Endod. 1999;25:446-50.

14. Rubinstein R, Fayad MI. Microcirurgia apical: aplicação de armamentaria, materiais e métodos. Torabinejad M. A arte e a ciência da endodontia cirúrgica contemporânea. Quintessence Publishing Co, Inc.2017;155-78.

15. Setzer FC, Shah SJ. Comparação entre a cirurgia tradicional de extremidade radicular e a microcirurgia endodôntica. J Endod. 2010;36:1757-65.

16. Song M, Jung I. Factores de prognóstico para resultados clínicos em microcirurgia endodôntica: um estudo retrospetivo. J Endod 2011;37:927-33.

17. Tsesis I, Rosen E. Resultados do tratamento endodôntico cirúrgico realizado por uma técnica moderna: uma meta-análise actualizada da literatura. J Endod. 2013;39:332-39.

18. Holanda R, Souza V. Reação do tecido conjuntivo a tubos de dentina implantados preenchidos com um agregado branco de trióxido mineral. Braz Dent J.2002;13:23-26.

19. Ferris D, Baumgartner JC. Reparação de perfurações comparando dois tipos de agregado de trióxido mineral. J Endod. 2004;30:422-24.

20. Chen I, Wang C, Kohli MR. Healing after root-end microsurgery by using mineral trioxide aggregate and a new calcium silicate-based bioceramic material as root-end filling materials. J Endod. 2015;41:389-99.

21. Lee E. Uma nova técnica de obturação de extremidades radiculares com agregado de trióxido mineral. J Endod. 2000;26:764-66.

22. Candeiro GT, Duarete MA. Avaliação da radiopacidade, pH, liberação de íons cálcio e escoamento de um cimento biocerâmico para canal radicular. J Endod. 2012;38:842-45.

23. Baek SH, Kim S. Respostas dos tecidos periapicais e regeneração do cemento com amálgama, Super EBA e MTA como materiais de obturação da extremidade radicular. J Endod. 2005;31:444-49.

24. Sullivan JE, DA Fiore PM. Super-EBA como tampão endodôntico apical. J Endod. 1999;25:559-61.

25. Cheung GS, Wei WL. Concordância entre as radiografias periapicais e a tomografia computorizada de feixe cónico para avaliação do estado periapical de dentes molares obturados. Int Endod J. 2013;46:889-95.

26. Estrela C, Bueno MR, Azeveno JR. Precisão da tomografia computadorizada de feixe cônico e da radiografia panorâmica e periapical na deteção de periodontite apical. J Endod. 2008:34:273-79.

27. Patel S, Durack C. Roig M. Tomografia computorizada de feixe cónico em endodontia - uma revisão. Int Endod J. 2015;48:3-15.

28. Cotton TP, Geisler TM, Holden DT. Aplicações endodônticas de GG

29. Lui JN, Khin MM, Chen NN. Factores prognósticos relacionados com o resultado da microcirurgia endodôntica. J Endod. 2014;40:1071-76.

30. Harrison JW. Cicatrização de feridas cirúrgicas em tecidos mucoperiósteos orais. J Endod. 1991;17:401-08.

31. Velvart P, Peters CI. Tratamento de tecidos moles em cirurgia endodôntica. J Endod. 2005;31:4-16.

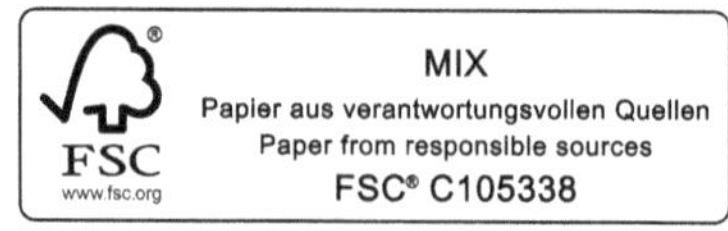

Printed by Books on Demand GmbH, Norderstedt / Germany